Lymphologie
Geschichte, Gegenwart und Zukunft

Festschrift für Dr. med. Christian Schuchhardt
anlässlich seines 70. Geburtstages

A. Miller (Hrsg.)

Lymphologie
Geschichte, Gegenwart und Zukunft

Festschrift für
Dr. med. Christian Schuchhardt
anlässlich seines 70. Geburtstages

A. Miller (Hrsg.)

Unter Mitarbeit von
S. Aurenz, R. G. H. Baumeister, D. Berens
von Rautenfeld, I. Beyer, W. J. Brauer,
E. Földi, O. und G. Gültig, H. Pritschow,
F.-J. Schingale, W. Schmeller, A. Schmiedl,
H. Weissleder, J. Wilting, H. Zöltzer

Viavital Verlag GmbH, Köln 2015

Bibliografische Information der Deutschen Nationalbibliothek
Die Deutsche Nationalbibliothek verzeichnet diese Publikation in der Deutschen
Nationalbibliografie; detaillierte bibliografische Daten sind im Internet über
www.dnb.de abrufbar.

ISBN 978-3-934371-54-5

Köln 2015
© Viavital Verlag GmbH
Belfortstraße 9
D-50668 Köln
www.der-niedergelassene-arzt.de
post@viavital.net
Satz und Layout: Rainer Ebertz
Lektorat: Katrin Breitenborn
Druck: D+L Printpartner GmbH, Bocholt
ISBN 978-3-934371-54-5

Dieses Buch sowie alle in ihm enthaltenen Beiträge und Abbildungen sind urheberrechtlich geschützt. Jede Verwertung, die nicht ausdrücklich vom Urheberrechtsgesetz zugelassen ist, bedarf der vorherigen Zustimmung des Verlages. Das gilt insbesondere für Vervielfältigungen, Bearbeitungen, Übersetzungen, Mikroverfilmungen sowie die Einspeicherung und Verarbeitung in elektronischen Systemen. Auch die Rechte der Wiedergabe durch Vortrag, Funk- und Fernsehsendungen, im Magnettonverfahren oder ähnlichen Wegen bleiben vorbehalten.
Die Nennung von Warenzeichen, Handelsnamen usw. berechtigt auch ohne besondere Kennzeichnung nicht zu der Annahme, dass im Sinne der Warenzeichen- und Marken-Gesetzgebung solche Namen als frei betrachtet und deshalb von jedermann benutzt werden dürfen.
Von den Autoren wurde große Sorgfalt darauf verwendet, dass die in diesem Buch erwähnten Dosierungen und Applikationen dem Wissensstand bei Fertigstellung des Buches entsprechen. Für Angaben über Dosierungsanweisungen und Applikationsformen kann vom Verlag und den Autoren jedoch keine Gewähr übernommen werden. Derartige Angaben müssen vom Anwender im Einzelfall durch genaues Studium des Beipackzettels, anhand anderer Literaturstellen oder durch Konsultation eines Spezialisten auf ihre Richtigkeit geprüft werden.

Hinweis zu geschlechtsneutralen Bezeichnungen
Wenn in diesem Buch bei Personen- und Berufsbezeichnungen die weibliche Form nicht der männlichen Form beigestellt ist, so ist der Grund dafür allein die bessere Lesbarkeit. Dort, wo es sinnvoll ist, ist selbstverständlich immer auch die weibliche Form gemeint.

Inhalt

Laudatio zum 70. Geburtstag von Dr. Christian Schuchhardt	6
Lebenslauf und Publikationen von Dr. Christian Schuchhardt	15
Rückblick auf die Entwicklung der Lymphologie *E. Földi*	17
Wir sprechen eine Sprache *O. Gültig*	19
Offene Fragen zur Angioarchitektur und Funktion des Lymphsystems aus vergleichend-anatomischer Sicht *D. Berens v. Rautenfeld, S. Aurenz, A. Schmiedl*	23
Der Adipozyt – vertraut, aber unverstanden *W. Schmeller*	34
Ultraschall in der Lymphologie *W. J. Brauer*	40
Indocyaningrün-Fluoreszenz-Lymphographie im Praxisalltag *F.-J. Schingale*	45
Differenzialdiagnose Lymphödem/Lipödem in der täglichen Praxis *A. Miller*	56
Operationsverfahren in der Lymphologie *R. G. H. Baumeister*	64
Compliance, Selbstmanagement, Krankheitsselbstmanagement bei Lymphödemen *H. Pritschow*	74
Das Stigma des Oidipous und des Hephaistos – Vom Schwellfuß zum Ödipuskomplex *I. Beyer*	83
Autoren	88
Anhang	89

Christian Schuchhardt: Fragmentarische Anmerkungen

Lieber *Christian*,

wie soll man einen Menschen beschreiben, der sich nicht nur durch eine enorme Vielfalt an Interessen, sondern auch durch so viele unterschiedliche Eigenschaften auszeichnet? Wo fängt man an, wo hört man auf?

Schon immer hast Du die Welt mit Deinen Anmerkungen analysiert und kommentiert. Deine ersten Statements erfolgten „schreiend" im Jahre 1945 in Basel. Wenn man weiß, dass Dein Vater den Lehrstuhl für klassische Archäologie in Freiburg innehatte und Deine Mutter Pianistin war, kann man spekulieren, ob Deine Vorlieben für Kunst, Literatur und Architektur primär genetisch geprägt sind.

Deine Neugierde erstreckte sich aber nicht nur auf das Schöne außerhalb, sondern auch auf das Spannende, was innerhalb unseres Körpers verborgen war. So erfolgte nach dem Medizinstudium in Freiburg 1964–1971 eine zweijährige Zeit als Assistent im Pathologischen Institut; nachdem Du dort „zum Wesen der Dinge" vorgestoßen warst, erfolgte mit diesen Grundlagen die Ausbildung zum Internisten und Onkologen bis 1983.

Dabei hast Du immer darauf geachtet, dass in dieser Zeit auch das kulinarische Leben mit gutem Essen und ausgewählten Weinen nicht zu kurz gekommen ist. Mit Deiner polyglotten Begabung hast Du die Welt innerhalb und außerhalb Europas bereist, wobei Dir insbesondere auch Dein immer noch aktiver VW-Bus große Dienste geleistet hat.

Nach sieben Jahren als leitender Oberarzt der Földiklinik in Hinterzarten warst Du dann von 1990 bis 2008 ärztlicher Direktor und Leiter der Klinik Pieper in St. Blasien-Menzenschwand.

Auch das hat Dich nicht gehindert, weiterhin mit Segeln, Wandern und Reisen die Schönheiten dieser Erde zu bestaunen.

In all diesen Jahren hast Du nicht nur eine unglaubliche Vortragstätigkeit im In- und Ausland gehabt, sondern warst und bist auch noch Ärztlicher Direktor mehrerer Schulen für Manuelle Lymphdrainage in Deutschland, der Schweiz und in Kanada. Und, als ob das alles noch nicht genug sei, hast Du seit 2011 zusätzlich noch die Präsidentschaft der Deutschen Gesellschaft für Lymphologie auf Deinen schmalen, aber offensichtlich in keiner Weise schwachen Schultern mit Brillianz gemeistert.

Von der Vielzahl Deiner Publikationen seien hier nur auszugsweise zwei Werke erwähnt: Dies ist einmal der Klassiker „Erkrankungen des Lymphgefäßsystems", welcher zusammen mit *Horst Weissleder* erstmals 1994 herausgegeben wurde und der nun – nach 21 Jahren – in der 6. Auflage erscheint. Der zweite „Hit" war und ist das Buch „Das Lymphödem und die Komplexe Physikalische Entstauungstherapie", welches zusammen mit *Hans Pritschow* erstmals 2003 herauskam und 2014 in der 4. Auflage neu erschienen ist. Neben der „grünen und der blau-grünen Bibel" seien hier die vielen Artikel in unterschiedlichen Fachzeitschriften – einschließlich der LymphForsch – nicht vergessen. Und trotz all dieser Aktivitäten stand und steht immer das Wohl des Patienten im Mittelpunkt Deiner Arbeit.

Während Deine Fachkenntnisse auf lymphologischem Gebiet Voraussetzung für Deinen erfolgreichen beruflichen Weg waren, waren für Deine Erfolge in fachpolitischen Belangen immer die klare Linie, die Festigkeit in der Sache, Deine subtile Menschenkenntnis sowie Deine Fähigkeit zum Ausgleich und zur Kompromissbereitschaft wesentlich. Nicht zuletzt hat Dir auch Dein feiner Humor geholfen, überall den richtigen Ton zu finden und den klügsten Weg in eine geradlinige Zukunft zu gehen.

Lieber *Christian*! Behalte alle diese Eigenschaften, bewahre Dir vor allem Deinen immer erstaunenswert jugendlichen Elan sowie Deine Freude an den schönen Dingen auf dieser Welt.

In diesem Sinne möchte ich mich Franz Kafka anschließen:
„*Jeder, der sich die Fähigkeit erhält, Schönes zu erkennen, wird nie alt werden.*"

Oder um es – moderner – mit den Worten von *Bob Dylan* zu sagen: „*May you stay forever young!*"

Wilfried Schmeller

„Ein Freund ist ein Mensch, vor dem man laut denken kann."

Diese Charakterisierung von *R. W. Emerson* (1803–1882), einem US-amerikanischen Philosophen und Schriftsteller aus Neu-England, möchte ich als Leitgedanken meinem Statement zum 70. Geburtstag von *Christian Schuchhardt* voranstellen.

Der Zeitpunkt, wann sich unsere Wege erstmals kreuzten, ist nicht mehr exakt zu ermitteln. Es muss kurz nach meiner insularen Idee gewesen sein, die jahrzehntelang gespeicherte Erfahrung im Umgang mit Lymphgefäßen und -knoten in Buchform zu fassen. Die ersten gemeinsamen lymphologischen Publikationen, basierend auf einer Symbiose von praktischer Erfahrung und Wissenschaft, erschienen 1992 im Rahmen einer Testphase in der Zeitschrift „vasomed". Nach erfolgreichem Start wurde zwei Jahre später, unter Mitarbeit namhafter Autoren, die erste von inzwischen sechs Auflagen des Taschenbuches „Erkrankungen des Lymphgefäßsystems" bei Kagerer Kommunikation, dem heutigen Viavital Verlag, geboren.

Aus dieser konstruktiven, sehr harmonischen Zusammenarbeit entwickelte sich eine von gegenseitiger Anerkennung und Respekt geprägte, stabile freundschaftliche Beziehung bis zum heutigen Tage. Ich hoffe sehr, dass auch in Zukunft „laut gedacht" werden darf, auch wenn meine lymphologischen Aktivitäten bald das Zinsniveau der Bundesbank erreichen.

Lieber Jubilar, vielen Dank für die erfolgreiche gemeinsame Zeit, verbunden mit ganz herzlichen Glückwünschen und allem erdenklich Guten für die Zukunft. Bleib, wie Du bist und vor allem der Lymphologie noch lange erhalten.

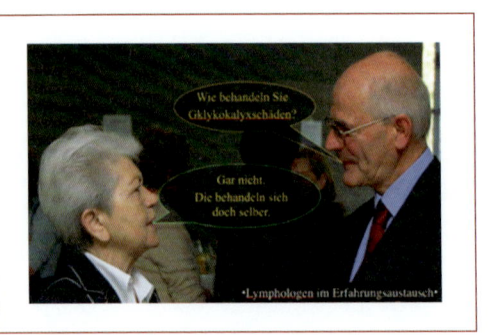

Horst Weissleder

Il était une fois
(es war einmal) …

…ein Medicus, der an der Universitätsklink Freiburg am Fuße des schwarzen Waldes vielen schwer Erkrankten helfen konnte. Er machte sich auf den Weg, um diesen auch nach ihrer erfolgreichen onkologischen Behandlung bei der Früherkennung und Therapie mit lymphostatischen Folgeerkrankungen zu helfen.

Begeistert von den therapeutischen Ergebnissen, die das enge Miteinander der an der Behandlung beteiligten medizinischen Berufe auf diesem Fachgebiet möglich machten, begann er, dieses Wissen sowohl in der Klinik als auch in der Lehre weltweit zu vermitteln.

Dr. med. Christian Schuchhardt ist einer, der auszog, um die Qualität der Versorgung des lymphangiologischen Patienten auch für die gesamten 365 Tage eines Jahres zu verbessern.

Mit seiner geradlinigen Beweglichkeit gelingt es ihm, alle auf diesem Weg mitzunehmen, und er erreicht in der Gemeinschaft Ziele, die so noch vor 20 Jahren nicht vorstellbar gewesen wären.

Wir sind alle begeistert!

Herzlichen Glückwunsch
　　　zu Deinem 70. Geburtstag

Oliver und Gaby Gültig

Dr. Christian Schuchhardt
(70 Jahre)

wissbegierig
zielstrebig
kompetent

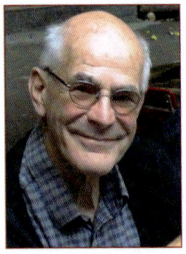

fürsorglich
freundschaftlich
ausgleichend
offen
einfühlsam

wanderlustig
reiselustig
Weltenbummler

Lieber *Christian*,

herzlichen Dank, dass Du Dich so sehr zum Wohle der Patienten einsetzt, indem Du ohne Unterlass Dein Wissen unter die Bevölkerung bringst. Halte auch weiterhin das Steuer fest in der Hand, wenn es um das Schicksal der Deutschen Gesellschaft für Lymphologie geht.

Ich wünsche Dir für die Zukunft nur das Beste!

Hellmuth Zöltzer

Lieber Herr Schuchhardt,

solche Lymphkollektoren zwischen der Inguinal- und Axillarregion, wie bei den Mäusen, würden wir uns alle wünschen.

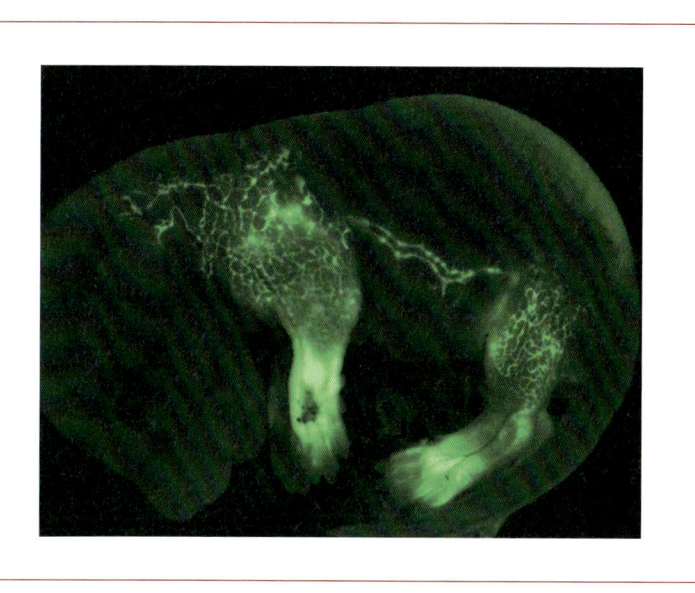

Nun, nicht jeder Wunsch kann in Erfüllung gehen.

Zu Ihrem 70. Geburtstag wünsche ich Ihnen herzlich, dass ganz viele der ausgesprochenen Wünsche in Erfüllung gehen. Vor allem die nach bester Gesundheit und viel Lebensfreude.

Jörg Wilting

Christian Schuchhardt – zum 70. Geburtstag

Kennengelernt habe ich *Christian Schuchhardt*, ich war damals noch lymphologischer Novize, als kompetenten Berater und kritischen Diskutanten in lymphologischen Angelegenheiten. Selbst wenn man ihn bei einer seiner ausgedehnten Urlaubsreisen mit der Bitte um konsiliarische Stellungnahme stört, ist er stets bereit weiterzuhelfen. Aus diagnostischen Problemen, aus Diskrepanzen zwischen klinischen Befunden und funktionslymphszintigraphischen Messergebnissen ergeben sich in der gemeinsamen Diskussion immer wieder neue Aspekte, die schon manchmal zu neuen Studien führten.

Sein ärztliches Engagement gilt uneingeschränkt den einzelnen Patienten wie den allgemeinen Belangen der Lymphologie. Es scheint für ihn fast selbstverständlich, sich unermüdlich für die sehr mühsame und langwierige und noch lange nicht abgeschlossene Etablierung der Lymphologie in der Medizin einzubringen. Konsequent und mit neuen Ideen hat er als Präsident der Deutschen Gesellschaft für Lymphologie die Lymphologie wieder ein Stück vorangebracht; wir alle, die wir lymphologisch tätig sind, haben ihm viel zu verdanken. Und dass er meine Nachfolge in dem Amt des Präsidenten angetreten hat, dafür bin ich ihm ganz besonders dankbar.

Persönliche, private Begegnungen mit *Christian Schuchhardt* verlaufen in offener, unkomplizierter und entspannter Atmosphäre. Besonders schön ist es, wenn ich bei meinen Radtouren unangemeldet in seinem romantischen alten Häuschen in Altglashütten im Schwarzwald zu einem kurzen Besuch auftauche. Eigentlich immer landet dann unser Gespräch wieder schnell bei der Lymphologie, solange, bis die Zeit zur Weiterfahrt drängt.

Ich wünsche Dir, lieber *Christian*, alles Gute zu Deinem 70. Geburtstag (und uns, dass Du der Lymphologie auch weiterhin und unverdrossen zur Verfügung stehst).

Wolfgang J. Brauer

Christian Schuchhardt

Kann ein kleines Spezialgebiet so bodenständig menschlich und doch wissenschaftlich repräsentiert werden? Es kann! Ausgehend von dem Hintergrundwissen als Internist und Onkologe, der sein Spezialwissen in der Földiklinik erworben und später als Chefarzt der Pieper-Klinik umgesetzt hat, ist er auch als Präsident der Deutschen Gesellschaft für Lymphologie immer offen für neue Aspekte in dem interdisziplinären Fachgebiet. Auch nach Beendigung der beruflichen Laufbahn ist er unermüdlich national und international als Fachlehrer und vortragender Referent unterwegs, um sein lymphologisches Wissen weiterzugeben.

Zunächst als Förderer und in den letzten Jahren gemeinsamer Arbeit im Vorstand erlebe ich ihn als Freund und klugen Leiter mit Weitblick.

Dir, lieber *Christian*, noch eine lange gesunde und glückliche Zukunft.

Anya Miller

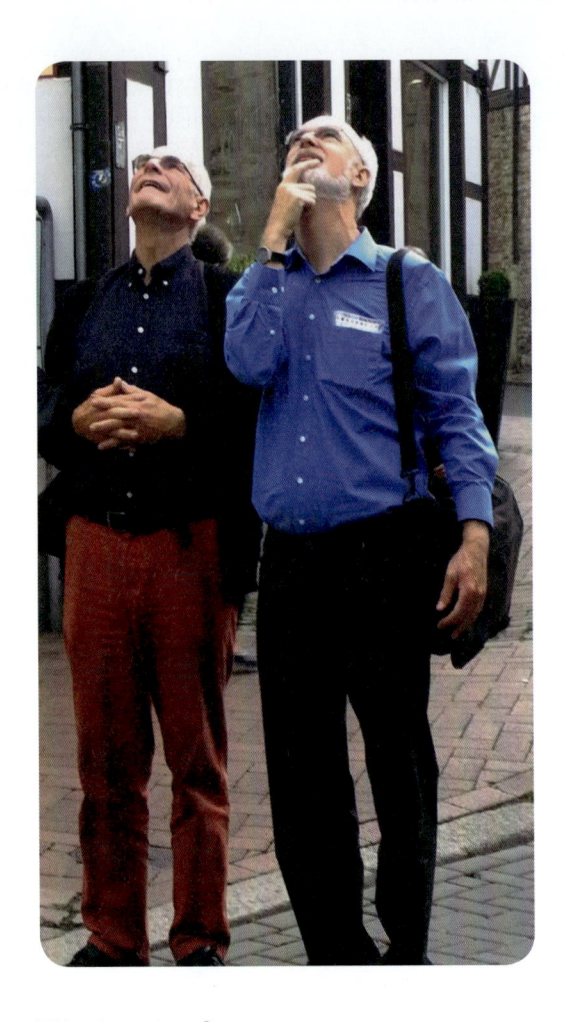

Laudatio zum 70. Geburtstag von Dr. Christian Schuchhardt

Wo ist sie denn nun –
die Zukunft der Lymphologie?

Lebenslauf von Dr. Christian Schuchhardt

29. März 1945	Geboren in Basel/Schweiz (Freiburg wurde im November zerbombt, deshalb zog seine Mutter vorübergehend nach Basel zur dortigen Verwandtschaft) als Sohn des klassischen Archäologen *Walter-Herwig Schuchhardt* (Lehrstuhl für Archäologie in Freiburg) und seiner Ehefrau *Helga*, geb. *Wolff* (Pianistin)
1964	Abitur am humanistischen Berthold-Gymnasium in Freiburg
1971	Staatsexamen in Freiburg nach Medizinstudium in Freiburg und Hamburg
1971–1973	Medizinalassistentenzeit in Osterholz-Scharmbeck, Niedersachsen
1973–1975	Assistent in der Pathologie Freiburg, DFG-Forschungsgruppe *Leber* (*Gerock/Öhlert*)
1975–1978	Assistent in der Inneren Abteilung des Diakoniekrankenhauses Freiburg
1978–1983	Abschluss der Facharztausbildung zum Internisten mit Zusatzbezeichnung Hämatologie/internistische Onkologie in der medizinischen Universitätsklinik, Universität Freiburg
1983–1990	Leitender Oberarzt der Földiklinik, Hinterzarten
1991–2008	Chefarzt der Reha-Klinik Pieper, St. Blasien-Menzenschwand, Fachklinik für onkologische und lymphologische Erkrankungen
Seit 1994	Vorstandsmitglied der Deutschen Gesellschaft für Lymphologie
Seit 2011	Präsident der Deutschen Gesellschaft für Lymphologie

Publikationen

Zahlreiche Publikationen in verschiedenen medizinischen Zeitschriften.

Fachbücher:

- Erkrankungen des Lymphgefäßsystems, 6. Auflage. H. Weissleder, C. Schuchhardt (Hrsg.). Viavital Verlag, Köln 2015.

- Das Lymphödem und die Komplexe Physikalische Entstauungstherapie – ein Handbuch für die Praxis in Wort und Bild, 4. Auflage. H. Pritschow, C. Schuchhardt (Hrsg.). Viavital Verlag, Köln 2014.

- ΛΕΜΦΟΙΔΕΜΑ – Διαχειριση και Ολοκληρωμενη Φυσικη Αποσυμφορητικη Θεραπεια, 1. Auflage. H. Pritschow, C. Schuchhardt (Hrsg.). Health Action, Athen 2014.

- Lymphologie heute und morgen – Festschrift für Horst Weissleder zum 85. Geburtstag. C. Schuchhardt (Hrsg.). Rabe Verlag, Bonn 2013.

- Lymphedema – Management and Complete Physical Decongestive Therapy, 2nd edition. H. Pritschow, C. Schuchhardt (Hrsg.). Viavital Verlag, Köln 2010.

- Drainage lymphatique, Théorie, techniques de base et appliquées & physiothérapie décongestionannte. D. Tomson, C. Schuchhardt. Edi-ermes, Milano 2010.

- Drenaggio linfatico, Teoria, tecniche di base e applicate & fisioterapia decongestionannte. D. Tomson, C. Schuchhardt. Edi-ermes, Milano 2009.

- Lymphedema – Diagnosis and therapy, 4th edition. H. Weissleder, C. Schuchhardt (eds.). Viavital Verlag, Köln 2008.

- Mit der Lymphologie um die Welt - Festschrift für Horst Weissleder zum 80. Geburtstag. C. Schuchhardt (Hrsg.). Rabe Verlag, Bonn 2008.

- Eine kleine Geschichte der Lymphologie. C. Schuchhardt, H. Wittlinger, H. Rabe. Viavital Verlag, Köln 2003.

Rückblick auf die Entwicklung der Lymphologie

Zum 70. Geburtstag von Dr. Christian Schuchhardt,
Präsident der Deutschen Gesellschaft für Lymphologie,
Leiter der Lymphakademie Deutschland

E. Földi

Einleitung
Es ist mir eine große Ehre, anlässlich des Geburtstages von Herrn Dr. med. Christian Schuchhardt einen kurzen Rückblick nicht nur auf seine lymphologische Laufbahn, sondern auch auf die Entwicklung der Lymphologie als eine Subdisziplin in der Medizin zu werfen.

Auf dem Weg der Lymphologie nach vorne

Diesen Rückblick können wir vom heutigen Stand der Wissenschaft machen, wobei wie jeder Weg auch der der Lymphologie in der Vergangenheit begann. In meinem Vortrag starte ich mit der Zeit der Emperie, in welcher exakte Beobachtungen zu grundlegenden Erkenntnissen führten. Im 19. Jahrhundert wurden die Definition des Lymphödems aus klinischer Sicht und auch die Ursachen beschrieben, die wir heute nicht revidieren müssen. Angaben über Risikofaktoren wurden bereits gemacht. Ebenso wurden die Grundpfeiler der konservativen Therapiemaßnahmen definiert. Bezüglich chirurgischer Therapien sind abenteuerliche Methoden beschrieben. *Prof. Alexander von Winiwarter* hat in seinem Buch, welches 1892 erschienen ist, die Lymphologie, basierend auf Emperie, zusammenfassend beschrieben.

Entwicklung der wissenschaftlichen Lymphologie

Im 20. Jahrhundert entwickelte sich die wissenschaftliche Lymphologie, in der mit bahnbrechenden pathophysiologischen und pathomorphologischen Forschungsergebnissen die Funktion des Lymphdrainagesystems beschrieben wurde. Ohne Vollständigkeit anzustreben, werden die wichtigsten Schritte bis in unsere Zeit geschildert. Ein wichtiges Datum war 1966, da Grundlagenforscher und lymphologisch tätige Kliniker die internationale Gesellschaft für Lymphologie gegründet haben.

Aus klinischer Sicht ist festzuhalten, dass die Lymphologie stets von Anfang an ein interdisziplinäres Fachgebiet darstellte. Zwischen 1900 und 1980 wurden zahlreiche operative Therapieoptionen beschrieben, und auch die konservative Lymphödembehandlung entwickelte sich weiter. In der konservativen Therapie spielte die Verbreitung der Manuellen Lymphdrainage eine wichtige Rolle sowie das Zusammenführen der manuellen Techniken und der Kompressionstherapie. Einige für die Zuhörer überraschende Entwicklungen, insbesondere in Deutschland, werde ich in meinem Vortrag schildern, da ich mit meiner lymphologischen Tätigkeit eine Brücke zwischen der ersten Hälfte des Jahrhunderts und der heutigen Zeit repräsentiere.

Der Lymphologie verschrieben

Ich habe *Herrn Dr. Schuchhardt*, der heute seinen 70. Geburtstag feiert, 1983 kennengelernt und mit ihm sechs Jahre lang harmonisch zusammen gearbeitet. Wir haben uns menschlich schätzen gelernt, und er hat sich für seine weitere Zukunft der Lymphologie verschrieben. Sowohl mit seiner klinischen Tätigkeit als auch mit der Verbreitung seines Fachwissens hat *Herr Dr. Schuchhardt* die Lymphologie in Deutschland bereichert.

Wir danken ihm und wünschen ihm, dass er weiterhin lymphologischen Patienten hilft und im In- und Ausland fachspezifische Grundkenntnisse weitergibt.

Wir gratulieren ihm und wünschen ihm weiterhin Tatkraft und gute Gesundheit.

Prof. Dr. Etelka Földi
Hinterzarten

Wir sprechen eine Sprache

O. Gültig

Zusammenfassung
Innerhalb der letzten 20 Jahre konnte, auch unter maßgeblicher Arbeit von Herrn Dr. med. Christian Schuchhardt, die ambulante Versorgungsqualität in der Lymphologie aufgebaut und weiterentwickelt werden. Durch die Fortbildung von inzwischen über 500 Ärzten/innen und die Entwicklung von über 70 Lymphnetzwerken wurden die für eine Fachklinik geltenden Behandlungsstandards mehr und mehr auf die ambulante Versorgung der lymphangiologischen Patienten übertragen. Inzwischen wird dieser Prozess vom MDK Hessen und von der Landesärztekammer Westfalen-Lippe mitgetragen. Diese Entwicklung konnte nur durch die Verbreitung der gemeinsamen lymphologischen Fachsprache erreicht werden.

Noch vor zwanzig Jahren gab es in Deutschland für die Behandlung von Menschen mit lymphostatischen Ödemen nur einige lymphologische Fachkliniken.

Demgegenüber standen schon damals weit mehr als 30.000 Angehörige der physiotherapeutischen Berufe, die auf der Grundlage des geltenden Rahmenlehrplans weitergebildet worden waren. Die Inhalte dieser Zertifikatsweiterbildungen waren durch klinisch arbeitende Fachärzte/innen und den gesetzlichen Krankenkassen festgelegt worden.

Unter ambulanten Verhältnissen bestand jedoch eine babylonische Verwirrung. Die nicht indizierte ärztliche Verordnung von Diuretika gegen lymphostatische Ödeme, die isolierte und damit wirkungslose Verordnung der Manuellen Lymphdrainage und die nicht qualitätsgesicherte Versorgung mit medizinischen Kompressionsstrümpfen war gang und gäbe. Dies führte dazu, dass betroffene Patienten häufig jährlich in einer lymphologischen Fachklinik behandelt werden mussten. In dieser Zeit gab es nur eine Handvoll engagierte physiotherapeutische Praxen, die das in der Zertifikatsweiterbildung vermittelte Know-how in der Ambulanz umsetzten.

Die Herausforderung, der wir uns damals gemeinsam stellten, war:

Wie würde es möglich werden, das erfolgreiche Diagnose- und Behandlungsmanagement der lymphologischen Fachklinik auf die viel schwierigeren ambulanten Verhältnisse zu übertragen?

Beflügelt von den sich entwickelnden guten Behandlungsstandards auf dem nordamerikanischen Kontinent, in dem es keine stationäre Versorgung dieser Patienten gab, begeisterten sich Pioniere wie *Herr Prof. Dr. med. Horst Weissleder, Dr. med. Christian Schuchhardt, Prof. Dr. rer. nat. Hellmuth Zöltzer, Herr Hans Pritschow,* der Autor dieses Artikels und viele mehr dafür, die gemeinsame lymphologische Sprache an die gesamte lymphologische Versorgungskette in der Ambulanz weiterzugeben.

Parallel entwickelte sich über die qualitätssichernden Maßnahmen der Bundesfachschule für Orthopädietechnik und der medizinischen Kompressionsstrumpfindustrie ein verpflichtendes Fortbildungsprozedere, das bis heute zu einer lymphkompetenten medizinischen Kompressionsstrumpfversorgung mit Passformgarantie führte.

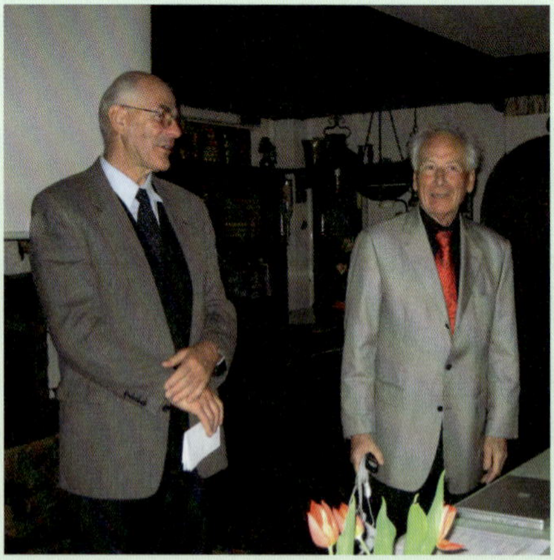

Abb.1:
Dr. Christian Schuchhardt, Prof. Horst Weissleder, Ärztefortbildung Menzenschwand 2007.

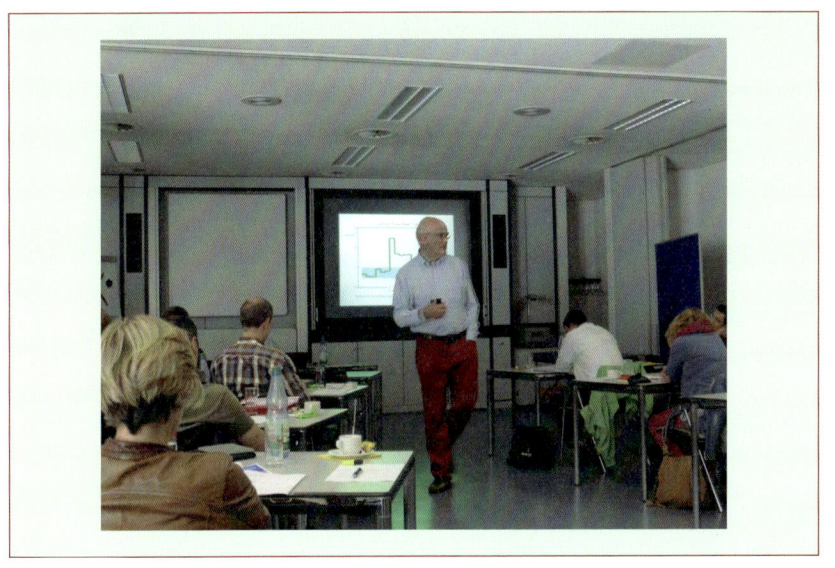

Abb. 2:
Dr. Christian Schuchhardt während der Ärztefortbildung in Frankfurt/Main 2014.

Durch die curriculäre Drei-Wochenend-Ärztefortbildung (51 Fortbildungspunkte LÄK), organisiert und veranstaltet durch Lymphologic®, wurden bis heute unter der Schirmherrschaft der Deutschen Gesellschaft für Lymphologie (DGL) und dem derzeitigen Präsidenten *Dr. Schuchhardt* über 500 ärztliche Kollegen/innen erfolgreich fortgebildet.

Auf dieser Grundlage entwickelten sich bis heute bundesweit über 70 Lymphnetzwerke. Sie gewährleisten eine professionelle ärztliche Diagnose und Verordnung, den notwendigen physiotherapeutischen Befund, die Therapieplanung und die Dokumentation bis hin zur frühzeitigen Miteinbeziehung des lymphkompetenten Sanitätshauses und der medizinischen Pflegeberufe (insbesondere bei der häuslichen Versorgung).

Viel Überzeugungskraft

Die gleiche Sprache zwischen allen in unserem Fachgebiet arbeitenden medizinischen Berufen zu sprechen, besitzt viel Überzeugungskraft!

Aktuell entsteht unter der Beratung des MDK Hessen ein neugestalteter, standardisierter Diagnose- und Befundbogen für lymphologisch versierte Ärzte/innen, der die therapie- und versorgungsbezogenen Ablehnungen durch den MDK reduzieren soll. Damit wird gleichzeitig eine erhöhte Rechtssicherheit für den verordnenden Arzt gegenüber den kassenärztlichen Vereinigungen (KV) geschaffen (bezüglich Prüfverfahren/Regressen).

Als erste Landesärztekammer hat die LÄK Westfalen-Lippe realisiert, dass es zu wenige lymphangiologisch kundige Ärzte/innen in der Region gibt. Aus diesem Grund entwickeln zurzeit die Vorstandsmitglieder der DGL, *Herr Dr. med. Gerd Lulay* und *Herr Dr. Schuchhardt*, im Auftrag der LÄK Westfalen-Lippe ein zusätzliches Fortbildungscurriculum Lymphologie für diese Region.

Es ist zu hoffen, dass auch andere Landesärztekammern diesem Vorbild folgen werden. Auch die aktuelle Novellierung der fachbezogenen Leitlinie verfolgt dieses Ziel.

Internationale Auswirkungen

Diese gemeinsame Sprache in der Lymphologie hat auch internationale Auswirkungen.

So hat *Herr Dr. Schuchhardt* aktiv an der neuen ICD-Codierung für alle lymphostatischen Ödemformen über die WHO mitgearbeitet. Nach der Implementierung durch die WHO werden auch die international geltenden Diagnose- und Therapiestandards verbessert.

Wir sprechen die gleiche Sprache und vertrauen auf den Effekt der Ansteckung!

Die fachliche Teamarbeit ist immer auch ein emotionales Miteinander.

Aus diesem Grund feiern wir heute mit größtem Vergnügen *Dr. Christian Schuchhardts* 70. Geburtstag!

Oliver Gültig und das ganze Lymphologic®-Team

Offene Fragen zur Angioarchitektur und Funktion des Lymphsystems aus vergleichend-anatomischer Sicht

D. Berens v. Rautenfeld, S. Aurenz, A. Schmiedl

Zusammenfassung
Aus vergleichend-lymphologischer Sicht, aber auch aufgrund anatomischer Untersuchungen menschlicher Präparate, sind Befunde der Autoren im Bereich des Lymphdrainagesystems aufgelistet, welche im Widerspruch zum humanlymphologischen Lehrbuchwissen stehen. Berücksichtigt sind aber auch Behandlungsstrategien der Manuellen Lymphdrainage (MLD) und Aspekte der lymphologischen Evolution.

Einleitung und Erläuterungen zum Beitrag

Die offenen Fragen bzw. Anregungen für weitergehende Untersuchungen betreffen das Lymphsystem des Menschen und konnten am Ende der beruflichen Tätigkeit des Erstautors als vergleichend-anatomischer Lymphologe nicht geklärt werden. Dabei sollte bedacht werden, dass der eine oder andere beim Tier erhobene Befund nicht auch für die lymphvaskulären Verhältnisse des Menschen zutreffen muss.

Die anthropozentrische Betrachtung des Lymphsystems innerhalb der Humanmedizin birgt die Gefahr, funktionelle Gegebenheiten falsch zu deuten, besonders dann, wenn lediglich morphologische Befunde vom Lymphsystem des Menschen vorliegen. Ausgewählt wurden in diesem Beitrag in erster Linie Befunde von Haussäugetieren, bei denen es wahrscheinlich ist, dass sie auch für die menschlichen Verhältnisse relevant sind. Auch wenn es nicht möglich ist, die eine oder andere Frage beim Menschen zu untersuchen, könnten gegebenenfalls die hier vorgestellten Tiere als lymphologisches Modell verwendet werden. Die meisten Befunde stammen vom Pferd, das wie der Mensch eine auffällige Neigung zur Entwicklung von Lymphödemen zeigt.

Zu beachten ist, dass die Literaturliste nur die wichtigsten Publikationen berücksichtigt. Doch besteht die Möglichkeit, beim Erstautor weitere Publikationen zu beziehen.

Anmerkungen zu den initialen Lymphgefäßen

Ob bereits Fische Lymphkapillaren mit interendothelialen Öffnungen besitzen, ist ungeklärt (1), da sie sich aufgrund der geringen Blutdruckbedingungen, die selbst in den Gefäßen um das auffallend kleine Herz bestehen, einen analogen endothelialen Öffnungsapparat in besonderen Blutkapillarabschnitten leisten können, um mittels dieses „Hämolymphsystems" z.B. Fette zu bewältigen. Da der Lymphbildungsmechanismus von den Amphibien bis hin zum Menschen identisch sein dürfte, können z.B. auch Frösche zur Untersuchung des Verhaltens interendothelialer Öffnungen genutzt werden.

- Das Verhalten der **interendothelialen Öffnungen** bei der Lymphbildung erscheint offen zu sein: Während *Földi* das Verhalten der interendothelialen Überlappungen bei der Lymphbildung als „Klappenmechanismus" deutet, da

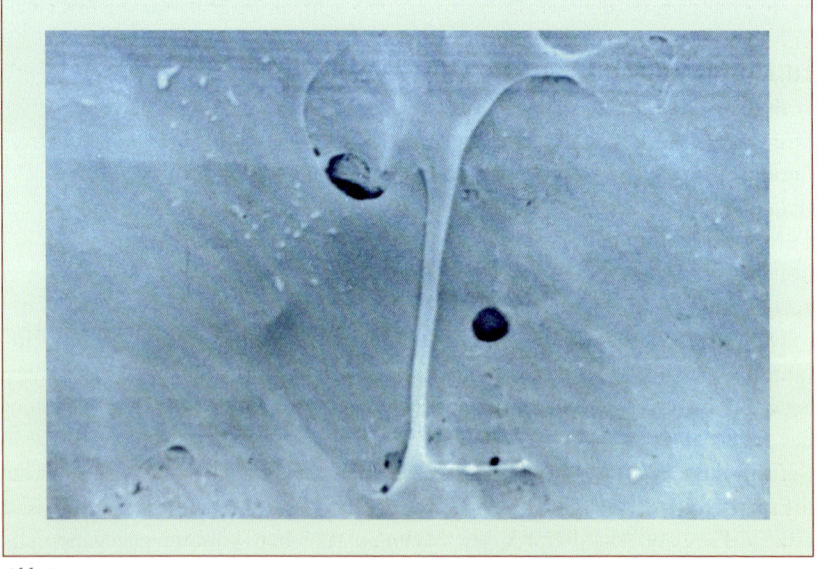

Abb. 1:
Rasterelektronenmikroskopische Aufnahme der luminalen Endotheloberfläche (Mensch). Zwischen der Endothelbrücke sind eine interendotheliale Überlappung (links) und eine porenförmige Öffnung (rechts) zu sehen.
(Quelle aller Abbildungen dieses Beitrages: D. Berens v. Rautenfeld (Hrsg.), C. Fedele. Lymphologie und Manuelle Lymphdrainage beim Pferd, 2. Aufl. Schlütersche, Hannover 2012, mit freundlicher Genehmigung).

porenförmige Öffnungen nur in überfüllten Lymphkapillaren auftreten sollen, belegen unsere vergleichend-anatomischen Untersuchungen (sowohl bei Menschen als auch bei Tieren), dass beide Öffnungssysteme nebeneinander auftreten (Abb. 1). Das heißt, dass Lymphe bei der Lymphbildung sowohl unter physiologischen als auch unter pathophysiologischen Bedingungen ebenso über porenförmige Öffnungen aus dem Lymphkapillarlumen ins umliegende Gewebe zurückgelangt.

Gefäßständige Antriebssysteme der Kollektoren

Kollektoren mit glatten Muskelzellen sind erstmals innerhalb der Evolution des Lymphgefäßsystems bei Vögeln (1, 2) aufgrund ihrer Flugfähigkeit und Warmblütigkeit (Homiothermie) vorhanden, während die wechselwarmen Amphibien und Reptilien noch eine rein bindegewebige Kollektorenwand aufweisen.

Der Grund, warum bei Vögeln ein murales lymphvaskuläres Antriebssystem evolutionär erforderlich wurde, ist auf die abgeschlossene Entwicklung des Herzens und die Ausbildung eines arteriellen Hochdrucksystems sowie der einzigartigen Spezialisierung ihres Atmungssystems (Vögel besitzen z.B. eine zehnmal größere respiratorische Lungenoberfläche als Säugetiere) zurückzuführen.

Allerdings besitzt der Mensch von allen bisher lymphvaskulär untersuchten Tieren besonders viele glatte Muskelzellen in der Wand der Kollektoren, zumindest im Bereich des Beines (allein 50 % aller Wandstrukturen repräsentieren glatte Muskelzellen (3)).

- Ob die **Kollektoren des Armes** beim Menschen über ebenso viele glatte Muskelzellen verfügen wie die des Beines, sollte untersucht werden, da die Sammelgefäße des Armes im Vergleich zum Bein eine auffallend geringe Kaliberstärke aufweisen.

- **Zahlreiche glatte Muskelzellen** besitzen die aufrecht gehenden Vögel (z.B. Emu (2)), die Ratte und die kleinen Wiederkäuer (Schaf, Ziege), wodurch sich diese Tiere als Modelle zur Untersuchung glatter Muskelzellen besonders eignen.

- **Subendothelial gelegene glatte Muskelzellen** (4) sind bei Vögeln, Pferd (Abb. 2) und Hund vorhanden, ohne dass bekannt erscheint, ob außerhalb der Media vorhandene in der Interna gelegene glatte Muskelzellen auch bei anderen Tieren einschließlich des Menschen regelmäßig vorkommen.

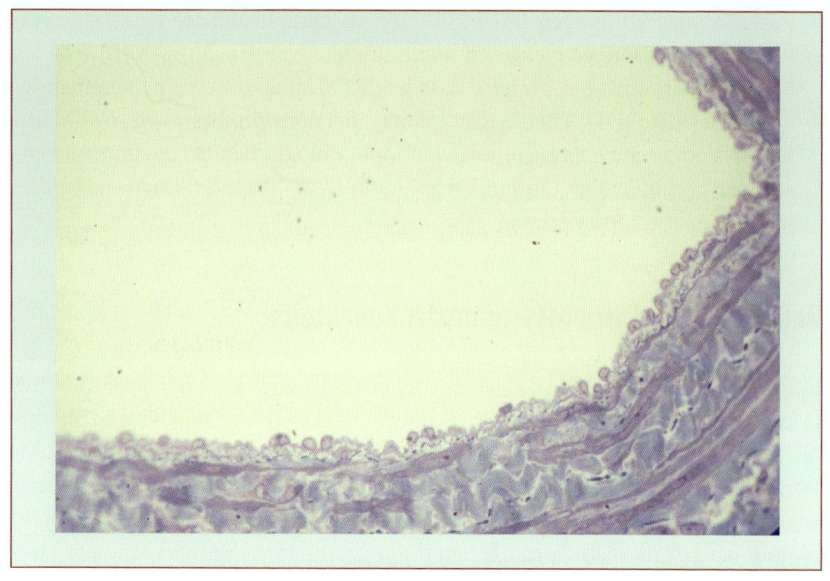

Abb. 2:
Tiefes histologisches Kollektorensegment (Pferd). Beachte die nahe der Endotheloberfläche gelegenen glatten Muskelzellen (lila) und kollagenen Fasern (blau).

- **Myofibroblasten** sind transelektronenmikroskopisch nicht eindeutig von glatten Muskelzellen zu unterscheiden (4), jedoch immunhistochemisch mit Anti-Vimentin in Kombination mit Anti-ASM 1 (Abb. 3 a, b). Sie liegen stets nahe des Endothelüberzuges der Lymphangione und scheinen die besondere Aufgabe als Reizleitungssystem zur Modulation der Lymphangiomotorik zu besitzen. Entsprechende Untersuchungen liegen nach unserer Kenntnis der Literatur bisher nur beim Pferd vor.

- **Der elastische Wandanteil** in den Kollektoren des Menschen ist nicht bekannt. Er beträgt sowohl in den epi- als auch subfaszialen Kollektoren der Beckengliedmaße des Pferdes (Abb. 4) nahezu 40 % (4–6) und dürfte eine Art elastische „Retraktionspumpe" in der Bewegungsphase des Beines analog der Windkesselfunktion in der Aorta repräsentieren. Dafür spricht auch, dass die epifaszialen Kollektoren des Beines beim Pferd keine glatten Muskelzellen als Antriebssystem, aber einen elastischen Retraktionsapparat aufweisen.

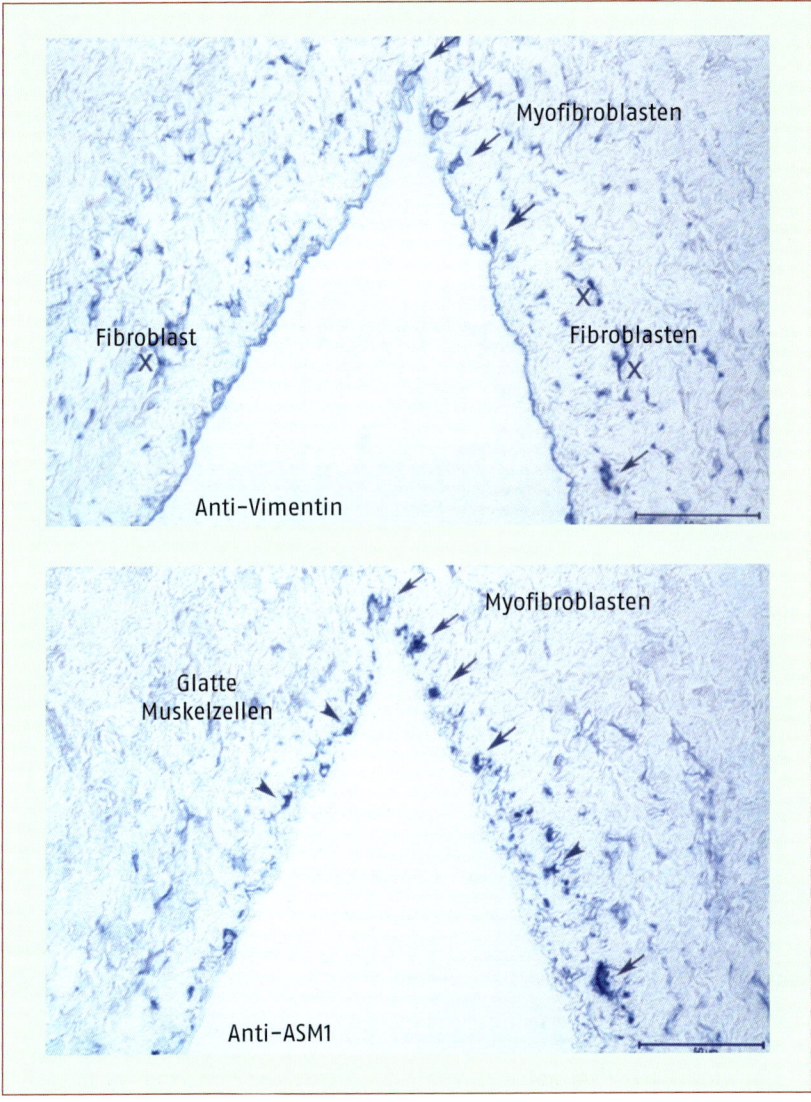

Offene Fragen zur Angioarchitektur und Funktion des Lymphsystems

Abb. 3 a, b:
Serienschnitt aus der Kollektorenwand der Beckengliedmaße eines Pferdes. Pfeile: Myofibroblasten; Pfeilspitzen: glatte Muskelzellen; Kreuze: Fibroblasten. (a) Immunhistochemische Färbung mit Anti-Vimentin, welches sowohl Fibroblasten (nicht kontraktil) als auch Myofibroblasten (kontraktil) markiert. (b) Immunhistochemische Färbung mit Anti-ASM1, das sowohl glatte Muskelzellen als auch Myofibroblasten markiert. Die Kombination beider Färbungen erlaubt die sichere Differenzierung der Myofibroblasten von glatten Muskelzellen.

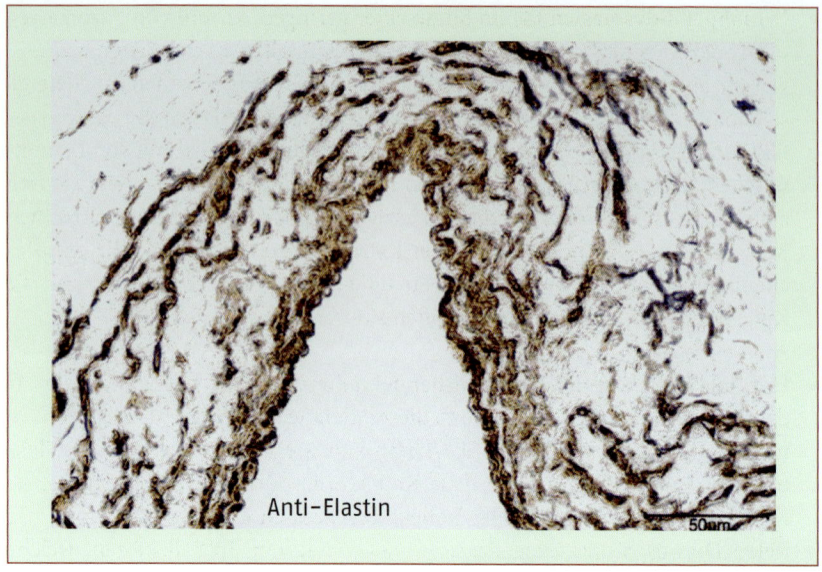

Abb. 4:
Entsprechender Serienschnitt aus der Kollektorenwand der Beckengliedmaße eines Pferdes (siehe Abb. 3 a, b). Immunhistochemische Färbung mit Anti-Elastin. Der hohe Anteil an elastischen Fasern (braun) ist auffällig.

Anzahl der epifaszialen Kollektoren im Bein

Der Mensch besitzt im Vergleich zu den quadropeden Säugetieren besonders zahlreiche epifaszial angelegte Kollektoren in den Extremitäten. Im Bereich des menschlichen Beines ist das subkutane Kollektorenbündel als Gefäßnetz angelegt, während in der Literatur Haupt und Nebenkollektoren unterschieden werden.

- **Die Anzahl der Kollektoren** im Bein des Menschen variiert in Abhängigkeit zu ihrer Kaliberstärke (Durchmesser der Kollektoren). Entweder sind größere, dafür wenige oder zahlreiche aber dünnere Kollektoren angelegt. Dieses wechselseitige Anlageprinzip ist nicht nur individuell beim Menschen, sondern auch von Tier zu Tier bei Säugetieren zu erkennen. Dieser Befund dürfte grundsätzlich für die individuelle Lymphödembereitschaft des Menschen von Bedeutung sein.

- **Lymphgefäßdysplasien** (4) im Sinne einer geringen Anzahl von Kollektoren (Oligoplasie) sind beim Pferd gegebenenfalls in allen Extremitäten nachzuweisen, auch wenn nur eine Extremität lymphödematös betroffen ist. Generell scheint diese beim Pferd vermutlich genetisch bedingte Form der „Lymphgefäßschwäche" die wichtigste Voraussetzung für die Entwicklung von Lymphödemen zu sein. Sind die subkutanen Kollektoren hypo-, bzw. oligoplastisch angelegt, trifft dies auch für die subfaszialen Kollektoren (z.B. die efferenten Kollektoren des Sehnenapparates der Extremität) zu. Offen sind die entsprechenden Verhältnisse beim Menschen und generell die Frage, ob nicht nur die Kollektoren der Extremitäten betroffen sind.

- **Dermale Kollektoren** konnten bisher beim Pferd (Abb. 5) nachgewiesen werden (4). Hinweise für die Existenz dieser Gefäße sind beim Menschen noch nicht statistisch abgesichert. Es existieren also zwei epifaszial gelegene Kollektorenabschnitte: einerseits dermale Kollektoren und andererseits subkutane Kollektoren. Bei den dermalen Kollektoren handelt es sich um einen in der tiefen Dermis bisher fehlgedeuteten Netzanteil von Präkollektoren, welche allerdings Gefäßkaliber von 200–300 µm aufweisen sowie Myofibroblasten, jedoch keine glatten Muskelzellen, aber zahlreiche elastische Fasern in ihrer Wand (7, 8). Die pathophysiologische Bedeutung der großkalibrigen dermalen Kollektoren besteht darin, dass der Haut ein effektives Drainagesystem in horizontaler Richtung zur Verfügung steht, wenn der physiologische Abfluss der Lymphe in die subkutanen Kollektoren behindert ist, z.B. bei Anwendung der Manuellen Lymphdrainage nach Neck Dissection.

Das Lymphsystem der Sehnen (4)

Erstaunlich ist der dichte Besatz von Lymphgefäßen in den Beugesehnen des Pferdes (Gefäßmaschenweiten von 30–110 µm), welcher vergleichsweise nur in der Kopfhaut des Menschen zu finden ist. Aufgrund der spärlichen Blutversorgung der Sehne sind sechs efferente Kollektoren pro Arterie und Vene für die Flüssigkeitsbewältigung eines Sehnenabschnittes ausgebildet. Darüber hinaus ergab sich ein einzigartiger Befund aus lymphologischer Sicht aufgrund der Untersuchungen von *Helling* (9): In keinem anderen bindegewebigen Bereich – wie in den Primärbündeln – sind Lymphkapillaren, aber keine Blutkapillaren vorhanden.

Für die große Anzahl der Lymphgefäße in der Sehne dürften die hohen Druckbedingungen selbst bei unbelasteten Sehnen verantwortlich sein. Offenbar

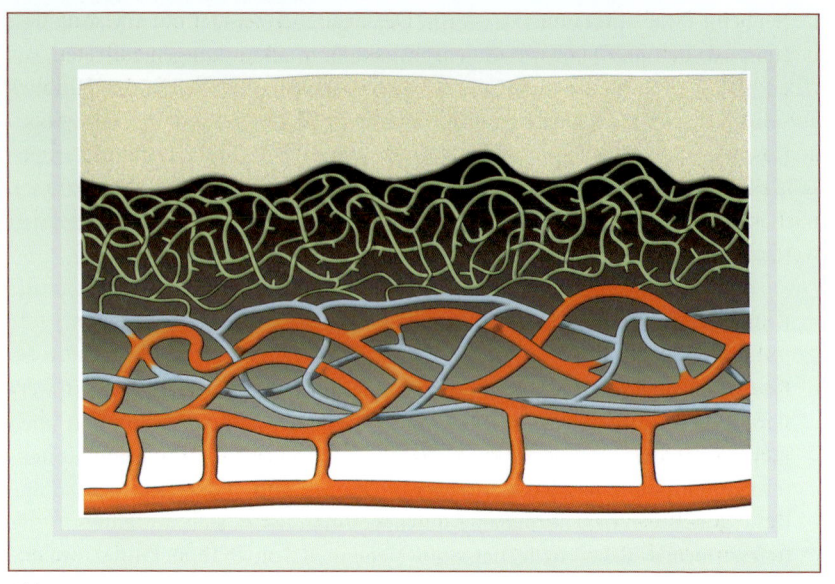

Abb. 5:
Halbschematische Darstellung epifaszialer Lymphgefäße des Hautorgans beim Pferd (nach Berens v. Rautenfeld und Rothe, 2002). Direkt unter der Epidermis (oben) liegt ein dichtes Netz von Lymphkapillaren (grün) in der Dermis. Darunter, noch in der Dermis, befindet sich ein gemeinsames Netzsystem aus Präkollektoren (hellblau) und Kollektoren (rot). Das dermale Kollektorennetz zeigt fünf Gefäßverbindungen zu einem längsverlaufenden subkutanen Kollektor (rot) in der Subkutis (weiß, unten).

bilden die Lymphgefäße dieses Organs ein „lymphvaskuläres Überlaufsystem" zur Prävention von Tendopathien bzw. dem Kompartment-Syndrom dieses Organs. Die hohe Lymphbildungsrate der Sehnen einer Extremität ist aber auch als Antriebssystem für das subfasziale Kollektorensystem im Sinne einer „lymphvaskulären Sehnenpumpe" zu deuten.

Besonders in Bezug auf die lymphvaskulären Verhältnisse der Achillessehne des Menschen sollten entsprechende Untersuchungen durchgeführt werden.

Lymphödem und Manuelle Lymphdrainage bei Tieren

Bisher sind Lymphödeme eindeutig nur bei Säugetieren registriert worden. Spezielle Befunde zum Lymphödem und der Manuellen Lymphdrainagebehandlung liegen beim Pferd und Hund vor (4, 10). Diesbezüglich sei hier nur erwähnt, dass beim Pferd auch spezielle Formen lymphvaskulärer Erkrankungen auftreten, wie z.B. Phlebolymphödeme, Lymphosarkome als wichtigster Tumor im Hinblick auf eine Miterkrankung des Lymphgefäßsystems, Lymphangiome und Lymphangiosarkome sowie intestinale Lymphangiektasien bei Fohlen u.s.w. Systematische pathologische Untersuchungen lymphödematös erkrankter Pferde können nach klinisch vertretbarer Euthanasie auch bei jüngeren Tieren durchgeführt werden, sodass sich das Pferd als Lymphödemmodell besonders eignet.

- **Akute Phlegmonen** entwickeln Pferde meist verletzungsbedingt, und sie sind mit dem Krankheitsbild des Erysipel vergleichbar. Aufgrund der Gefahr der Keimverschleppung kommt die Manuelle Lymphdrainage nur unter strenger tierärztlicher Kontrolle mit kurativem Behandlungserfolg bei Pferden ohne Fieber oder auch mit Fieber bei wirksamer Antibiose zur Anwendung.

- Beim **generalisierten Lymphödem** der Katze, bei dem weitgehend alle Organe betroffen sind, zeigen sich zwei interessante Befunde, welche aufgrund unserer Kenntnis der Literatur beim Menschen bisher nicht beschrieben worden sind: Auch das Knochenmark kann lymphödematös betroffen sein, ohne dass wir innerhalb des Knochenmarks Lymphgefäße nachweisen konnten. Überprüft werden sollte, ob in der Wand der intramedullär gelegenen Arterien initiale Lymphgefäße vorhanden sind, da dies zumindest für größere Arterien außerhalb des Medullarraumes zutrifft.
  Erstaunlich erscheint auch die Existenz von initialen Lymphgefäßen innerhalb der Kapsel von Lymphknoten, welche unter physiologischen Bedingungen bisher nicht nachgewiesen sind.

- Beim **hereditären Lymphödem** des Pferdes (4) konnte nicht nur in den lymphödematös erkrankten, sondern auch in den nicht betroffenen Extremitäten eine Minderzahl von Kollektoren ermittelt werden.

Die Cisterna chyli des Menschen, ein pathophysiologisches Füllungsphänomen?

Makroskopische Befunde basieren in der Regel auf einer geringen Anzahl untersuchter Leichen. Aus diesem Grund erfassen wir seit einigen Jahren die Angioarchitektur der zentralen Lymphgefäßstämme (Trunci lumbales, Truncus intestinalis, Cisterna chyli und Ductus thoracicus mit seinen Afferenzen). Dabei versuchen wir möglichst viele Angaben in den Sterbeunterlagen zu ermitteln. Genutzt werden in der Medizinischen Hochschule Hannover alle Leichen der Anatomiekurse, wobei das Projekt noch nicht abgeschlossen ist, sodass hier vorab nur über die Cisterna chyli berichtet wird. Aufgrund vergleichend-anatomischer Beobachtungen fiel die beachtliche Plastizität von Kollektoren, aber auch von Lymphgefäßstämmen auf, d.h. die Bildung zisternenartiger Erweiterungen in Stauungsbereichen. Das Lehrbuchwissen weist die Cisterna chyli als eine genetisch festgelegte Erweiterung des Anfangsabschnittes des Ductus thoracicus aus, welche allerdings verschiedene Formen aufweisen kann. Der Ductus thoracicus soll in einem Drittel der Fälle in seinem Ursprungsbereich nicht erweitert sein (siehe *Kubik*).

Zunächst fiel im Rahmen unserer Untersuchungen auf, dass ampullenförmige Erweiterungen auch im mittleren und besonders im endständigen Bereich des Ductus thoracicus vorhanden sein können. Da in der Regel auch afferente Gefäßabschnitte vor der ampullenförmigen Erweiterung mehr oder weniger gestaut dargestellt werden konnten, gehen wir davon aus, dass es sich bei den erweiterten Bildungen des Ductus thoracicus um pathophysiologische individuelle Stauungszustände handelt. Im Falle der Cisterna chyli ist die Neigung zur Ausbildung einer ektatischen Erweiterung nicht verwunderlich, da der Anfangsabschnitt des Ductus thoracicus drei Afferenzen und nur eine Efferenz in Form des Ductus thoracicus zeigt.

Ist z.B. der Truncus intestinalis nach Nahrungsaufnahme kurz vor dem Tod dilatiert, ist auch eine Cisterna chyli nachzuweisen. Bei einer Verletzung im Bereich des Thorax durch Hinfallen des Patienten kurz vor dem Tod sind die entsprechenden interkostalen Lymphgefäße maximal gefüllt, und es zeigt sich eine ampullenförmige Erweiterung des Ductus thoracicus z.B. im mittleren Bereich seines Verlaufes. Aus diesem Grund ist es wichtig, möglichst detaillierte Angaben aus der Vorgeschichte des Verstorbenen zu berücksichtigen, sofern diese vorhanden sind. Es macht also weder Sinn, Formen der Cisterna chyli, noch z.B. die Lage des Ductus thoracicus zur Wirbelsäule ohne Berücksichtigung der bei annähernd allen Patienten skoliotischen Stellung der Wirbelsäule, prozentual zu dokumentieren.

Besonders erstaunlich erscheint, dass selbst im Bereich der zentralen Lymphgefäßstämme des Menschen noch offene Fragen bestehen, was nahelegt dass weitere nicht nur molekular orientierte Untersuchungen in der Lymphologie erforderlich sind.

Literatur

1. Berens v. Rautenfeld D, Schacht V. Grundlagen der vergleichenden Lymphologie. In Földi M, Földi E, Kubik S (Hrsg.). Lehrbuch der Lymphologie. 6. Aufl. Elsevier GmbH, München 2005;163-179.
2. Berens v. Rautenfeld D, Wenzel Hora BI, Hickel EM, Henschel E. Lymphsystem und Lymphographie beim Vogel (1). Tierärztl prax 1983;11:469-476.
3. Schacht V. Topometrische und klinisch orientierte Anatomie des oberflächlichen Lymphsystems der unteren Extremität des Menschen. Dissertation, Medizinische Hochschule Hannover 2000.
4. Berens v. Rautenfeld D, Fedele C. Lymphologie und Manuelle Lymphdrainage beim Pferd, 2. Aufl. Schlütersche, Hannover 2012.
5. Harland MM. Immunhistochemisch-morphometrische und ultrastrukturelle Charakterisierung tiefer und oberflächlicher Lymphkollektoren der Beckengliedmaße des Pferdes. Dissertation, Tierärztliche Hochschule Hannover 2003.
6. Harland MM, Fedele C, Berens v. Rautenfeld D. The presence of myofibroblasts, smooth muscle cells and elastic fibers in the lymphatic collectors of horses. Lymphology 2004;37:190-198.
7. Risse M. Zur Pathogenese der akuten Lymphangitis und Elephantiasis beim Pferd. Eine histologische, immunhistochemische und transmissionselektronenmikroskopische Studie. Dissertation, Tierärztliche Hochschule Hannover 2004.
8. Rothe KJ. Grundsätzliches zur Angioarchitektur peripherer Lymphgefäße am Beispiel der Hinterextremität des Pferdes. Dissertation, Tierärztliche Hochschule Hannover 2004.
9. Helling T. Morphologische und radiologische Darstellung der Lymphgefäße und Bedeutung der manuellen Lymphdrainage im Bereich der Beugesehnen des Pferdes. Dissertation, Tierärztliche Hochschule Hannover 2008.
10. Berens v. Rautenfeld D, Fedele C, Negatsch RM. Manuelle Lymphdrainage/Komplexe physikalische Entstauungstherapie. In: Alexander CS (Hrsg.). Physikalische Therapie bei Kleintieren, 2. Aufl. Parey, Stuttgart 2004.

Der Adipozyt – vertraut, aber unverstanden

W. Schmeller

Einleitung

Der Adipozyt (Lipozyt) zählt immer noch zu den großen Unbekannten in Medizin und Wissenschaft. Es handelt sich um eine Zelle des Fettgewebes mit einer Größe von 50-150 µm, die von Gitterfasern eingehüllt und über netzartige Strukturen mit den Nachbarzellen verbunden ist. Von großer Bedeutung beim Menschen sind die univakuolären Adipozyten des weißen Fettgewebes, die über eine Vakuole verfügen, welche fast die ganze Zelle ausfüllt. Der Zellkern ist randständig abgeplattet (Siegelringform). Ein Adipozyt kann maximal etwa 1 µg Fett speichern. Die Fettzellen sind jedoch nicht nur reine Speicherorgane, sondern sezernieren auch Substanzen wie Leptin, Resistin, Adiponektin und Östrogen sowie eine große Vielzahl weiterer Mediatoren, deren Funktion (noch) unbekannt ist.

Trotz zunehmender Forschungsaktivitäten sind unsere Kenntnisse bezüglich der subkutan gelegenen Adipozyten ausgesprochen gering (1).

Wir wissen nicht...

... warum sich beim isolierten **Lipom** nur an einer einzigen Stelle des Körpers eine ganz umschriebene Population der Adipozyten vermehrt, sodass ein – meist recht langsam wachsender – Knoten entsteht; typischerweise kommt das Wachstum irgendwann zum Stillstand.

... warum sich bei der **familiären Lipomatose** an vielen Stellen des Körpers umschriebene Populationen der Adipozyten vermehren, sodass multiple Knoten auftreten; hierbei ist die Erkrankung meist progredient.

... warum sich bei der **benignen symmetrischen Lipomatose** (Launois-Bensaude) an umschriebenen Stellen, aber in einem deutlich größeren Bereich – meist der oberen Körperhälfte – flächenhaft Adipozyten vermehren. Dieses Wachstum ist sowohl mit als auch ohne Therapie rasch progredient und nach operativer Entfernung treten fast immer Rezidive auf.

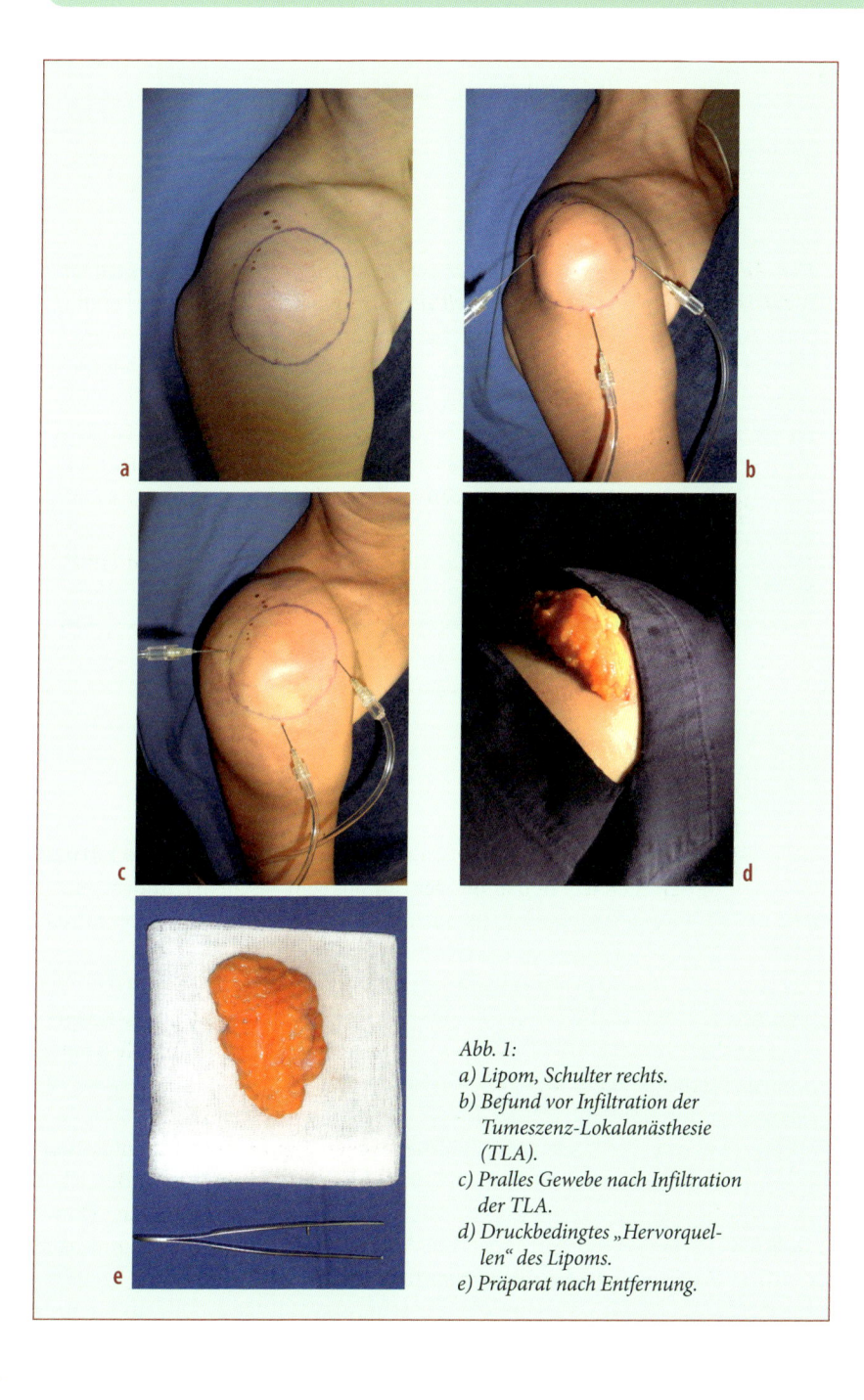

Der Adipozyt – vertraut, aber unverstanden

Abb. 1:
a) Lipom, Schulter rechts.
b) Befund vor Infiltration der Tumeszenz-Lokalanästhesie (TLA).
c) Pralles Gewebe nach Infiltration der TLA.
d) Druckbedingtes „Hervorquellen" des Lipoms.
e) Präparat nach Entfernung.

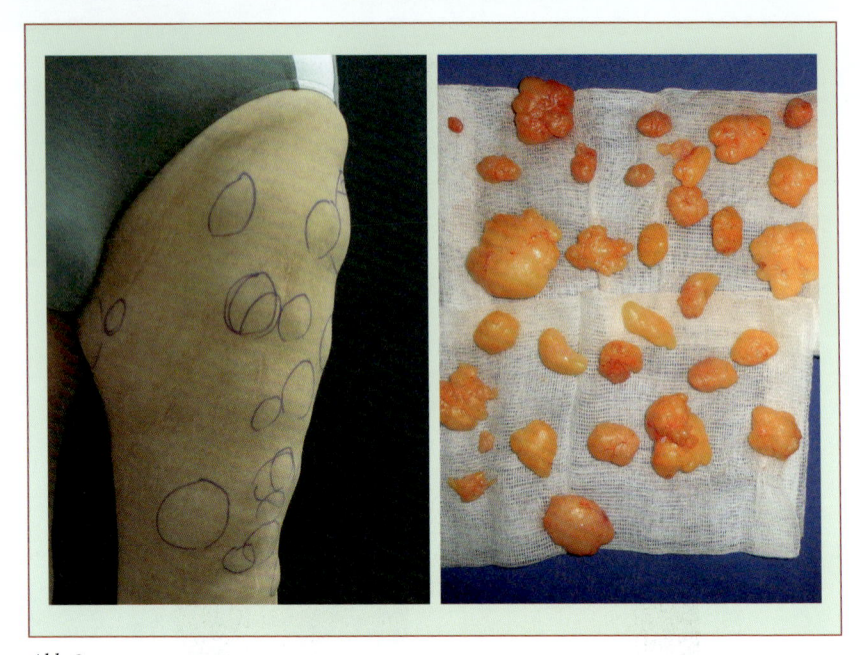

Abb. 2:
a) Familiäre Lipomatose.
b) In einer Sitzung entfernte Lipome.

… warum bei der **Adipositas** eine Vermehrung der Adipozyten in großen Arealen, und zwar primär am Rumpf, auftritt. Diese Vermehrung findet sowohl subkutan als auch intraabdominell statt; sie ist abhängig von Kalorienzufuhr, -verbrauch und möglicherweise noch anderen (genetischen?) Faktoren. Ein Verschwinden der Volumenvermehrung ist durch eine Verkleinerung, nicht aber durch eine Verminderung der vorhandenen Adipozyten möglich.

… warum sich bei der klassischen **Lipohypertrophie** – meist im Oberschenkelbereich – nur eine sehr geringe Progredienz zeigt, die aber irgendwann zum Stillstand kommt. Nach operativer Therapie erfolgt kein weiteres Wachstum; Rezidive treten also normalerweise nicht auf.

… warum sich beim **Lipödem** an weitgehend identischer Stelle wie bei der Lipohypertrophie flächenhaft Adipozyten vermehren und dieser Prozess – bei meist langsamem Wachstum – kontinuierlich abläuft. Ein Stillstand kann eintreten, es

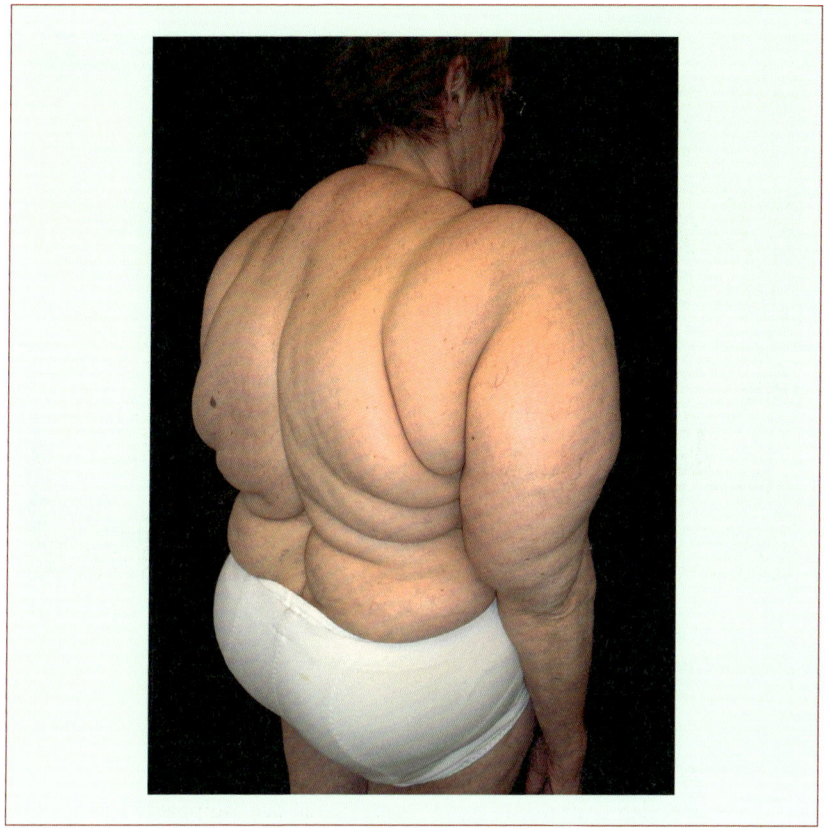

Abb. 3:
Benigne symmetrische Lipomatose Typ II (Launois-Bensaude).

kann aber auch zu einer deutlichen Progredienz kommen. Interessanterweise weisen diese vermehrten Unterhautfettvolumina nach Liposuktion normalerweise keine Rezidive auf.

… warum beim Lipödem – nur durch die Entfernung des krankhaft vermehrten Unterhautfettgewebes – auch eine Verminderung der Ödeme, eine Besserung der Spontan- und Druckschmerzen sowie eine Verringerung der Hämatomneigung entsteht.

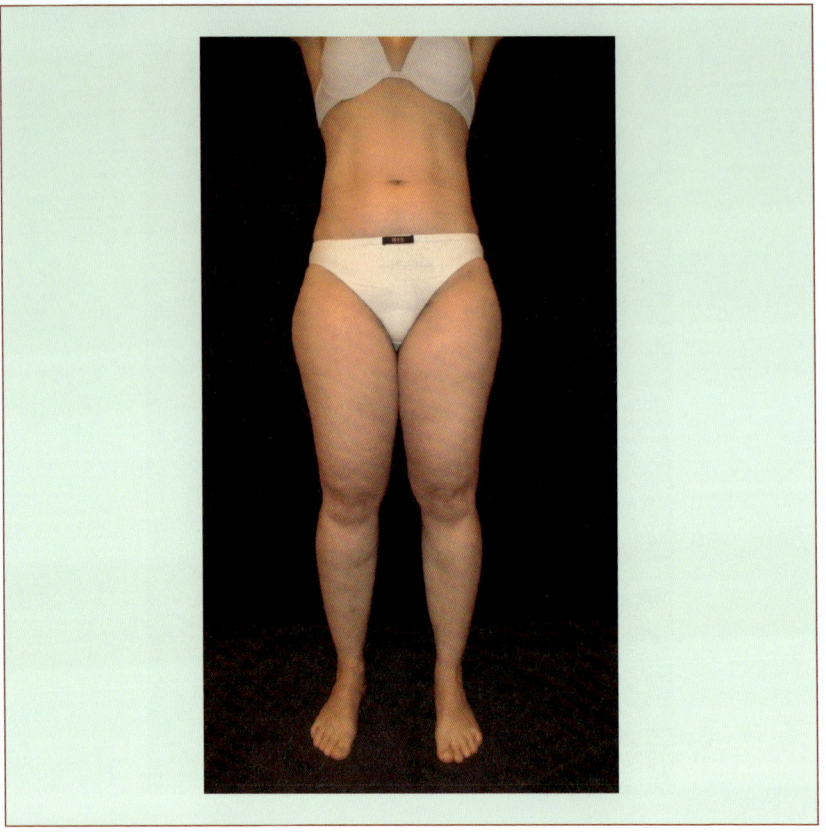

Abb. 4:
Lipohypertrophie.

… über welchen Mechanismus die isolierte Reduktion der subkutan gelegenen Adipozyten Einfluss auf die Permeabilität bzw. die Fragilität der Kapillaren hat?

… wieso dadurch eine Schmerzminderung erfolgt.

Zusammenfassend lässt sich festhalten, dass wir keine Erklärung für die beim Lipödem bestehenden Befunde und Beschwerden haben (2). Andererseits müssen wir zugeben, dass die durch die Liposuktion erzielten Veränderungen außerordentlich vielfältig sind. Sie bewirken wesentlich mehr als eine reine Volumenverminderung mit Besserung des morphologischen Befundes; sie führen zu einer lang anhaltenden Besserung bzw. zu einem Verschwinden der Beschwer-

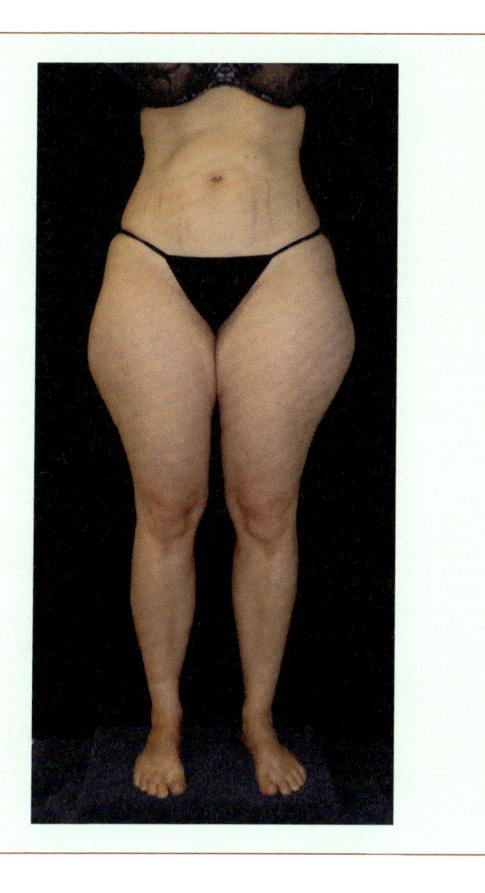

Abb. 5:
Lipödem.

den. Wir nutzen diese Effekte bei der Therapie, verstehen die Phänomene aber nicht (3).

Literatur
1. Pauss R (section editor). What are subcutaneous adipocytes really good for...? Controversies in Experimental Dermatology. Experimental Dermatology 2007;16:45-70.
2. Szél E, Kémeny L, Groma G, Szolnoky G. Pathophysiological dilemmas of lipedema. Medical Hypotheses (2014), http://dx.doi.org/10.1016/j.mehy.2014.08.011
3. Schmeller W, Hüppe M, Meier-Vollrath I. Tumescent liposuction in lipoedema yields good long-term results. Br J Dermatol 2012;166:161-168.

Ultraschall in der Lymphologie

W. J. Brauer

Zusammenfassung
Zwar kommt der Ultraschall in der Lymphologie häufig zur Anwendung, doch bestehen über die Möglichkeiten und die Wertigkeit dieser Methode zur Beurteilung des Lymphödems divergierende Ansichten. Diese Übersichtsarbeit versucht, sonographische Kriterien von Ödemen und anderen Flüssigkeitseinlagerungen zu beschreiben, die sonographische Differenzierbarkeit diverser Flüssigkeitseinlagerungen zu diskutieren und Möglichkeiten und Grenzen der Sonographie in der Lymphologie aufzuzeigen.

Einleitung

Die Symptome primärer und sekundärer Lymphödeme sind, abhängig vom Stadium, bestimmt vom Vorhandensein und Ausmaß von Ödemen und/oder sekundären Gewebsveränderungen. Beginnend mit passageren oder wechselnden interstitiellen Ödemen kommt es mit zunehmender Krankheitsdauer eines Lymphödems zu proliferativen Veränderungen der Gewebsstruktur. Diese sind im klinischen Erscheinungsbild insbesondere gekennzeichnet durch die Entwicklung einer Fibrose, Verdickung der Kutis, Fettgewebsvermehrung und proliferativen Hautveränderungen.

Lassen sich klinisch manifeste Lymphödeme in der Regel zuverlässig und einfach mit klinischen Untersuchungsmethoden diagnostizieren, so ist die Diagnostik von Frühformen, aber auch Kombinationsformen mit Anamnese, Inspektion, Palpation und Volumenmessung oft problematisch. Die Möglichkeiten und Grenzen der Sonographie zur Diagnostik von Ödemen, insbesondere von Lymphödemen, soll im Folgenden diskutiert werden.

Sonographie

Das subklinische Lymphödem ist weitgehend symptomlos. Morphologische Gewebsveränderungen fehlen, somit sind Inspektion und Palpation und bildgebende Verfahren, wie die Sonographie, die sich auf morphologische Veränderungen stützen, nicht weiterführend. Die Diagnose lässt sich ausschließlich mit einem funktionsdiagnostischen Verfahren, derzeit noch der Funktionslymphszintigraphie (1-3) und voraussichtlich zukünftig auch mit der Indocyaningrün-Fluoreszenz-Lymphographie, stellen (4, 5).

Welchen diagnostischen Beitrag kann die Sonographie zum Nachweis und bei der Differenzierung von Ödemen leisten?

Interstitielle Flüssigkeitseinlagerungen unterschiedlicher Genese können neben Normalbefunden folgende sonographische Symptome aufweisen:

Sonographische Normalbefunde

Bei kompensierter Lymphtransportstörung ohne Ödem ist ein sonographischer Normalbefund zu erwarten, da keine Veränderungen der Gewebsstruktur vorliegen. Sonographische Normalbefunde sind ebenfalls zu erwarten, wenn bei szintigraphisch nachgewiesenem Lymphödem die Veränderungen der Gewebsstruktur (Menge, Distanz, räumliche Ausdehnung und Lage, Größe der Impedanzsprünge) so gestaltet sind, dass sie abhängig von der Auflösung und der Software des jeweils verwendeten Ultraschallgerätes nicht zu erkennen sind.

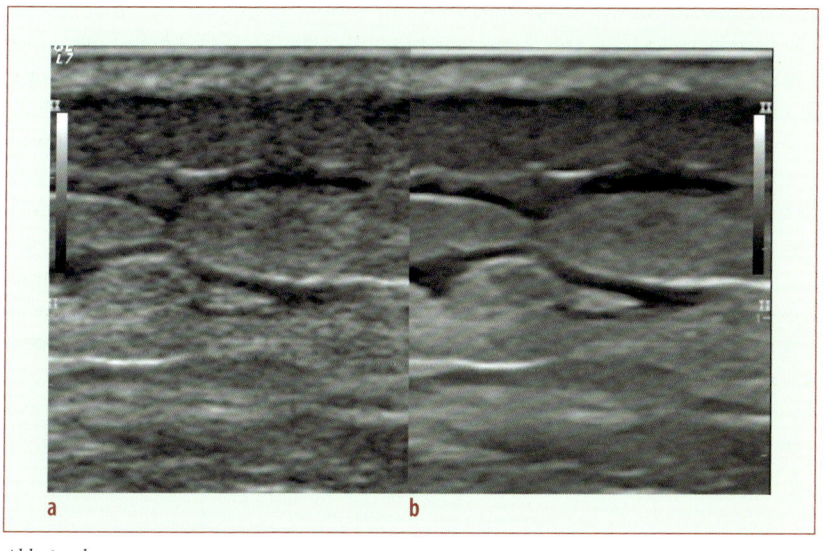

Abb. 1 a, b:
Sonographie rechter Oberschenkel. Medikamentöses Ödem mit dreidimensional netzförmigen liquiden Strukturen. 12 MHz, Tissue Harmonic Imaging, Automatic Tissue Optimisation.
a) ohne, b) mit Speckle Reduce Imaging.

Feindisperse Struktur

Die feindisperse Struktur (Abb. 1 und 2) beschreibt eine verdichtete kontrastärmere feinfleckige Gewebsdarstellung, eine artifizielle Körnigkeit. Sie entsteht bei Reflektorabständen unter einer Wellenlänge durch Interferenzen und Auslöschungen (Speckle-Muster) (6). Die feindisperse Struktur ist alltägliches Phänomen in der Routinesonographie bei verschiedenen Arten von Ödemen, wird aber in der lymphologischen Literatur kaum diskutiert. Bei Einsatz von spezieller Speckle-Reduction-Imaging-Software lassen sich Änderungen bei diesem sonograpischen Symptom erwarten. Fehlen einer feindispersen Struktur bei der Ödemdiagnostik bedarf dann gegebenenfalls in Zukunft einer Neubewertung. Histologisch kann interstitielle Flüssigkeit mit geringer Ausdehnung nachgewiesen werden, die sich allerdings wegen der Gewebsschrumpfung bei der Aufarbeitung der Präparate nicht exakt ausmessen lässt (7). Diese Flüssigkeit kann bei zunehmender Ausdehnung als liquide interstitielle Strukturen zu erkennen sein. Feindisperse Struktur bei Ödemen ist in der Regel mit einer erhöhten Echogenität gekoppelt. Fibrosen stellen sich sonographisch ähnlich dar, Mischformen mit Ödemen lassen sich nicht differenzieren.

Kutisverdickung

Die Kutis stellt sich bei Ödemen homogen und in der Regel mäßig bis ausgeprägt echoreich dar. Die Begrenzung zur Subkutis ist im Bereich des Fußrückens sonographisch oft unscharf und nicht genau, zum Teil gar nicht ausmessbar. Bei Ödemen mit ausgeprägter feindisperser Struktur kann die Grenze zur Subkutis völlig maskiert sein (Abb. 2). Histologisch liegen Flüssigkeitseinlagerungen zwischen den Bindegewebsfasern der Kutis vor (7).

Liquide Strukturen

Größere Mengen interstitieller Flüssigkeit stellen sich als liquide dreidimensional netzförmige Strukturen dar (Abb. 1). Echofreiheit oder geringe Echogenität sind abhängig von der Geräteeinstellung. Einzelne Binnenreflexe können Nebenkeulenartefakten entsprechen und sind deshalb nicht als ein für das Lymphödem spezifisches Phänomen zu werten. Liquide interstitielle Strukturen bei Blutungen, phlegmonösen Entzündungen, kardialen Ödemen oder bei sonstiger interstitieller Flüssigkeit lassen sich sonographisch nicht vom Lymphödem unterscheiden.

Bei der quantitativen und qualitativen Bewertung der Sonographie im Vergleich zu szintigraphischen Messergebnissen der Lymphtransportfunktion und definierten klinischen Symptomen bei nachgewiesenen Lymphödemen bzw.

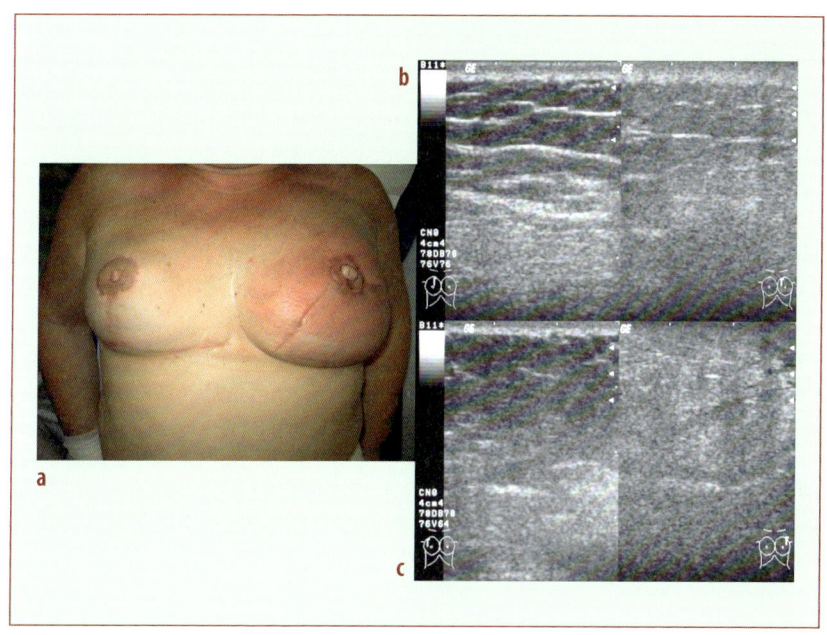

Abb. 2 a, b:
a) Zustand nach Mammakarzinom links, brusterhaltender Therapie und Zustand nach Reduktionsplastik rechts; Mastitis links. Sonographie 13 MHz. Kein Speckle Reduce Imaging. b) Linke Mamma: ausgeprägte feindisperse Struktur, erhöhte Echogenität, Kontrastarmut, verdickte, partiell nicht abgrenzbare Kutis und angedeutet dreidimensional netzförmige liquide Strukturen. (Pfeil). c) Rechts Normalbefund.

Lymphtransportstörungen weisen die vier Symptomgruppen Normalbefund, feindisperse Struktur, Kutisverdickung und dreidimensional netzförmige liquide Strukturen weder eine signifikante Korrelation zu szintigraphischen Transportparametern noch zu klinischen Diagnoseparametern auf (1).

Empfehlungen für die Praxis

Für die Praxis lassen sich folgende Schlüsse ziehen: Echoarme oder echolose „Spalten", auch wenn diese (abhängig von der Gerätequalität und -einstellung) einen „echoreichen Randsaum" aufweisen, sind nicht spezifisch für das Lymphödem, ebenso wenig wie eine homogen herabgesetzte Echogenität der Dermis. Lässt sich sonographisch keine Verdickung der Dermis und/oder der Subkutis nachweisen, ist ein Lymphödem nicht ausgeschlossen, eine Kutisverdickung ist bei entsprechendem klinischen Zusammenhang ein typisches Symptom eines Lymphödems im Stadium II oder III. Feindisperse Struktur und erhöhte Echogenität sind kein spezifisches Fibrosekriterium, diese Symptome lassen sich fast regelmäßig bei Ödemen unterschiedlicher Genese nachweisen, nach ihnen sollte in der Ödemdiagnostik gezielt gesucht werden. Ob sich liquide Strukturen als echofreie Räume oder als feindisperse Struktur darstellen, ist abhängig von der Weite der interstitiellen Flüssigkeitsräume und dem Auflösungsvermögen des Sonographiegerätes.

Bei der Lymphödemdiagnostik dient die Sonographie vorwiegend dem Nachweis interstitieller Flüssigkeit und sekundärer Gewebsveränderungen, der Differenzierung lokaler Schwellungen sowie der Lymphknotendiagnostik und beim sekundären Lymphödem der Diagnostik auslösender Ursachen. Systemvoraussetzung ist ein hochauflösender Schallkopf. Spezielle Bildverarbeitungssoftware, insbesondere Speckle Reduce Imaging und Tissue Harmonic Imaging erhöhen die Ortsauflösung und die Sensitivität des Ultraschalls bei der Detektion interstitieller Flüssigkeit.

Zur Therapie- und Verlaufskontolle des Lymphödems ist der Ultraschall geeignet, der Beweis eines Lymphödems ist dagegen allein sonographisch meist nicht möglich.

Literatur

1. Brauer WJ, Brauer VS. Comparison of standardised lymphoscintigraphic function test and high resolution sonography of the lymphoedema of legs. Phlebologie 2008;247-252.
2. Brauer W J. Fehlermöglichkeiten bei der Indikationsstellung, Durchführung und Interpretation der Funktionslymphszintigraphie. LymphForsch 2005;9(2);85-90.
3. Brauer WJ, Weissleder H. Methodik und Ergebnisse der Funktionslymphszintigraphie: Erfahrungen bei 924 Patienten. Phlebologie 2003;31:118-125.
4. Unno N, Nishiyama M, Suzuki M et al. Quantitative lymph imaging for assessment of lymph function using indocyanine green fluorescence lymphography. Eur J Vasc Endovasc Surg 2008;36:230-236.
5. Unno N, Nishiyama M, Suzuki M et al. A novel method of measuring human lymphatic pumping using indocyanine green fluorescence lymphography. J Vasc Surg 2010;52:946-952.
6. Wunsch R, Dudwiesus H, Reinehr T. Prospektiver Vergleich verschiedener Ultraschallverfahren zur Dickenmessung im Grenzbereich von Dicken unter 1 Millimeter Fortschr. Röntgenstr 2007;179:65-71.
7. Rettenbacher T, Tzankov A, Hollerweger. Sonographische Erscheinungsbilder von Ödemen der Subkutis und Kutis – Korrelation mit der Histologie. Ultraschall in Med 2006;27:240-244.

Indocyaningrün-Fluoreszenz-Lymphographie im Praxisalltag

F.-J. Schingale

Zusammenfassung
Die Indocyaningrün-Fluoreszenz-Lymphographie bietet neue Möglichkeiten in der Erforschung, Diagnostik und Therapie des Lymphödems.

Einleitung

Der Autor kam erstmals mit dem Begriff der Fluoreszenz-Lymphographie am 26.11.2007 auf dem Kongress der American Society of Lymphology in Kansas City, USA, in Berührung. Während des Consensus Document Meetings stellte *Dr. Naoki Unno,* Japan, ein neues bildgebendes Verfahren zur Diagnose des Lymphödems vor, nämlich die Fluoreszenz-Lymphographie. Bis zu diesem Zeitpunkt wurde in Japan die Lymphszintigraphie regelmäßig durchgeführt. Die Krankenversicherungen hatten allerdings seit 2002 diese Technik nicht mehr erstattet, sodass eine preiswertere und weniger zeitaufwändige Untersuchungsmethode entwickelt werde musste.

Zusammenfassung des Unno-Vortrages

Nach subkutaner Injektion von Indocyaningrün (ICG) am Fuß (Abb. 1) wurden mithilfe eines neu entwickelten Nah-Infrarot-Kamerasystems Fluoreszenzbilder des subkutanen Lymphflusses dargestellt. Die ICG-Fluoreszenz-Lymphographie wurde bei zwölf Patienten mit sekundärem Lymphödem und bei zehn gesunden Probanden durchgeführt. Die zwölf Patienten litten an einem durch Lymphszintigraphie dokumentierten sekundären Lymphödem. Bei elf Patientinnen war eine Hysterektomie mit erweiterter Lymphknotendissektion und eine lokale Strahlentherapie bei Gebärmutterkrebs durchgeführt worden, ein Patient hatte das Lymphödem nach Entnahme der Vena saphena magna für einen aortokoronaren Bypass entwickelt.

Vier abnormale Fluoreszenzmuster des Lymphstromes wurden bei einem Lymphödem beobachtet: 1. Dermal backflow, 2. verlängertes Fluoreszenzsignal

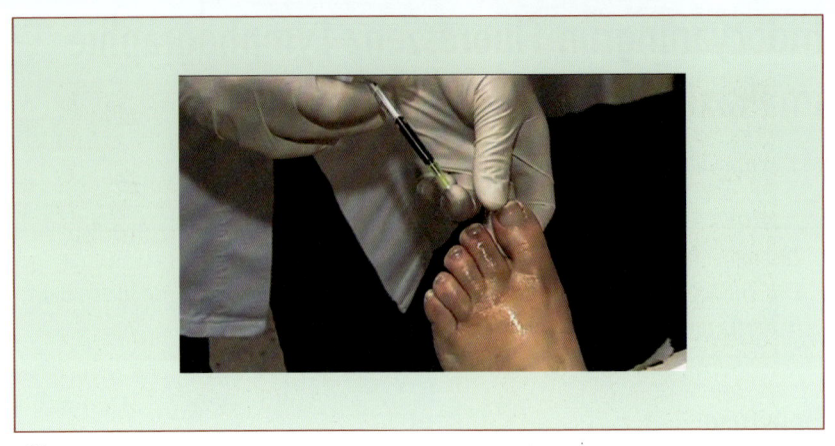

Abb. 1:
Intrakutane Injektion.

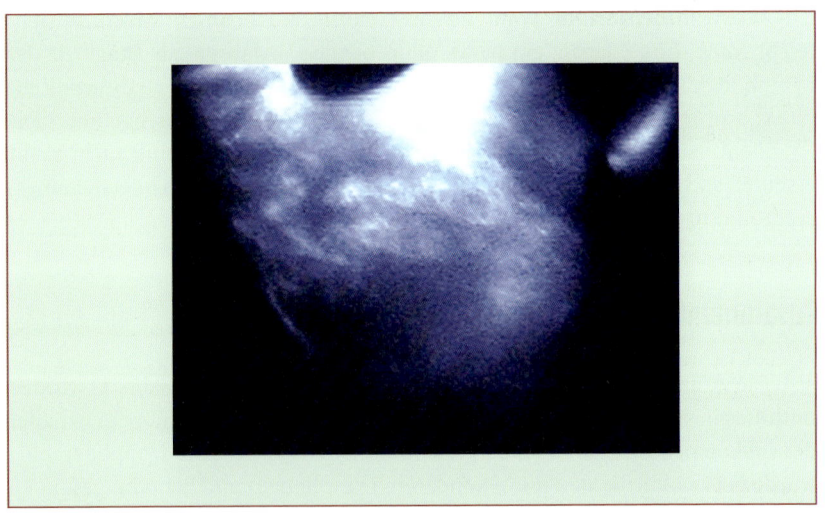

Abb. 2:
Lymphödem.

am Dorsum und Plantarbereich des Fußes, 3. dilatierte Lymphgefäße mit proximaler Obliteration und 4. diffuses sowie verstreutes Leuchten der Fluoreszenzsignale (Abb. 2). Bei gesunden Probanden wurden kontinuierliche Lymphbahnen von der Injektionsstelle des Fußes bis zur Leiste beobachtet (Abb. 3).

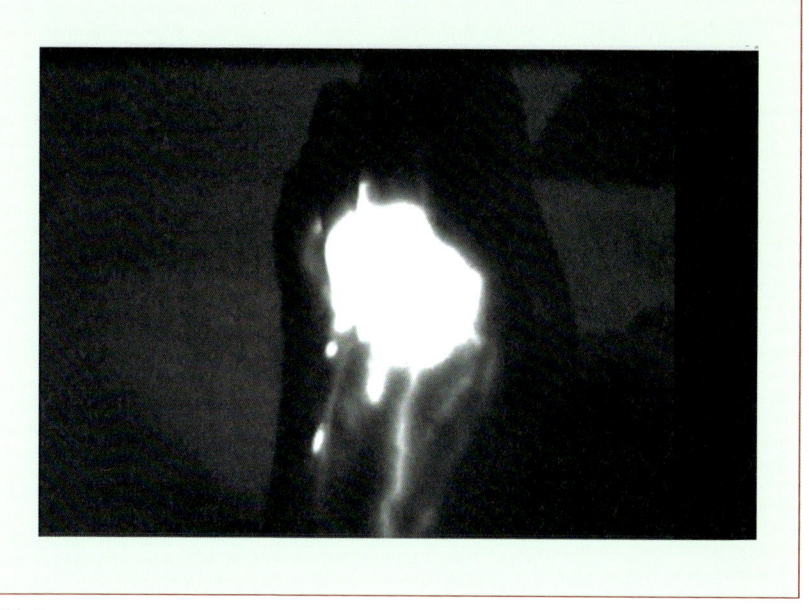

Abb. 3:
Normaler Abstrom.

Bedeutung der Fluoreszenz-Darstellung in der lymphologischen Praxis

Die ICG-Fluoreszenz-Lymphographie ist sicher, einfach und minimal-invasiv. Die Einheit ist tragbar und einfach zu bedienen. Mit dieser Technik können in der gegenwärtigen lymphologischen Praxis Lympherkrankungen erkannt werden.

Diagnostik

Für die stadiengerechte Behandlung des Lymphödems ist die genaue Diagnose Voraussetzung. Der hinreichend lymphologisch versierte Arzt kann meist mittels **Basisdiagnostik** (Anamnese, Inspektion und Palpation) die Diagnose klinisch stellen, wobei zur Erhärtung der Diagnose weitere apparative Untersuchungsmethoden im Sinne einer Stufendiagnostik zum Einsatz kommen.

Die **Ultraschalluntersuchung** in Verbindung mit der Farbduplexuntersuchung mit hochauflösenden Sonden ermöglicht die Beurteilung der Haut- und Unterhautgewebsveränderungen sowie des interstitiellen Flüssigkeitsgehaltes

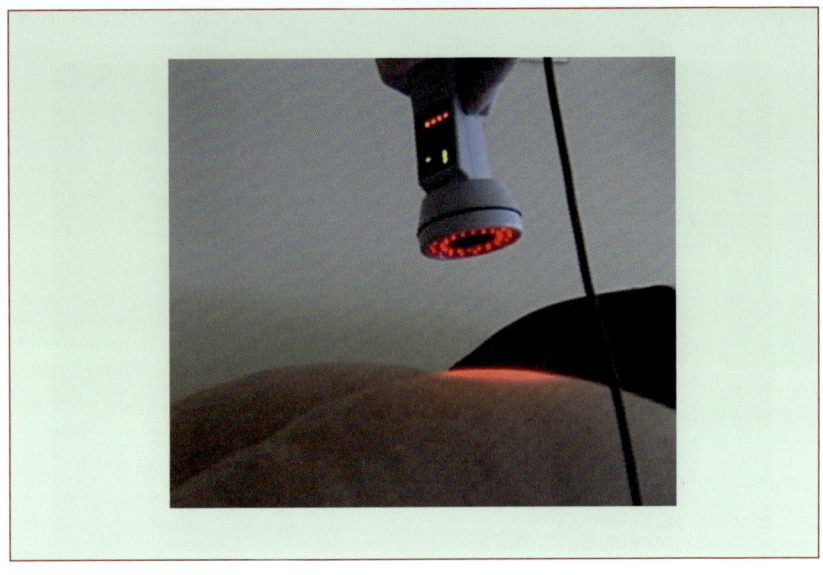

Abb. 4:
Infrarotkamera.

in den prälymphatischen Kanälen. Sie kann ohne wesentlichen Aufwand in der täglichen Praxis durchgeführt werden.

Die **Isotopenlymphographie** gibt Informationen über die funktionelle Störung des Lymphgefäßsystems durch radioaktiv markiertes Eiweiß, ist allerdings für die tägliche Praxis zu kostenintensiv und aufwändig.

Die **Kernspinlymphangiographie** dient zur morphologischen Darstellung der Lymphgefäße einschließlich der Beurteilung der dargestellten Strukturen unter Einsatz von subdermal injiziertem Kontrastmittel und ist ebenfalls nicht für die tägliche Anwendung geeignet.

Die **indirekte Lymphographie,** die Darstellung der morphologischen Veränderungen an einem Lymphgefäßsegment, ist durch das wasserlösliche Kontrastmittel nur auf einen Beobachtungsbereich von circa 50 cm limitiert.

Mit der **Fluoreszenz-Lymphographie** steht eine kostengünstige Methode zur Darstellung der Lymphgefäße im subkutanen Bereich zur Verfügung. ICG-PULSION® (Indocyaningrün) liegt als Pulver zur Herstellung einer Injektionslösung mit 5mg/ml (nach Rekonstitution) vor. Zur Injektion werden 0,1–0,2 ml der fertigen Injektionslösung subkutan appliziert. Nach der Injektion wird der Farbstoff an Plasmaproteine gebunden, β-Apolipoprotein B fungiert dabei als

Hauptcarrier (95 %). Somit wird das Mittel als lymphpflichtige Eiweißlast in den Lymphsinus aufgenommen. Absorptions- und Emissionsmaximum von Indocyaningrün liegen beide im nahen Infrarotbereich, das Absorptionsmaximum bei 800 nm und das Emissionsmaximum für Fluoreszenzmessungen bei 830 nm, sodass mit einer Kamera, die nahe im Infrarotbereich arbeitet (Abb. 4), der Farbstoff zur Fluoreszenz angeregt und dann mit einer fotodynamischen Infrarotkamera (PDE = Photo Dynamic Eye) nachgewiesen werden kann.

Bisherige diagnostische Indikationen für die ICG-Nutzung
Herz-, Kreislauf- und Mikrozirkulationsdiagnostik:
- Messung des Herzzeitvolumens und Schlagvolumens
- Messung der zirkulierenden Blutvolumina
- Messung der zerebralen Durchblutung

Leberfunktionsdiagnostik:
- Messung der exkretorischen Leberfunktion

Ophthalmologische Angiographie:
- Messung der Aderhautdurchblutung

Neue diagnostische Indikation
Als Off-Label-Einsatz kam die Injektion des ICG in der Lymphologie zur subkutanen Anwendung zwischen den Fingern oder den Zehen, um die Lymphkapillaren und Kollektoren darzustellen. In den letzten zwei Jahren wird die Injektion auch an anderen Körperregionen subkutan durchgeführt, um die Therapie zu optimieren bzw. deren Wirksamkeit nachzuweisen (*J. P. Belgrado*, Brüssel).

Klinische Anwendungen in der Lymphologie

In der Anatomie und Physiologie können mit dieser Methode Lymphgefäßstrukturen und -funktionen untersucht und dokumentiert werden. Durch entsprechende Programme, die ebenfalls noch in der Entwicklung sind, werden zukünftig nicht nur qualitative, sondern auch quantitative Untersuchungen durchgeführt werden können. Wie mit jeder neuen Errungenschaft in der Diagnostik werden zuerst einmal Normalwerte mit ihren Streuwerten ermittelt werden müssen, um somit krankhafte Störungen frühzeitig erkennen zu können.

Dazu werden in der Zukunft sicher auch noch höher auflösende Kameras benötigt werden. Zum Teil werden heutige Erkenntnisse in der Lymphologie revidiert werden müssen, oder sie finden ihre Bestätigung.

Wie auf allen Gebieten der Wissenschaft sind diese Untersuchungen multizentrisch durchzuführen, denn wir haben schon bei einigen Dokumentationen erkennen müssen, dass die Wahrheit doch etwas anders aussieht (siehe Starling'sches Gleichgewicht). Die Euphorie zu Beginn hat sich etwas gelegt, nachdem die Ergebnisse dieser Technik an unterschiedlichen Instituten zusammengetragen worden sind. Zum Beispiel war der Verdacht geäußert worden, dass die Lymphgefäße auch nach dem Tod noch einige Stunden weiterarbeiten, da der Farbstoff nach Injektion am Leichnam am nächsten Tag weiter proximal nachgewiesen wurde. Ist es wirklich die Lymphangiomotorik oder die Kapillarsogwirkung oder die Diffusion?

Es tauchen immer weitere Fragen auf, je mehr Untersuchungen durchgeführt werden. Somit können die Technik sowie auch die Injektionsstellen geändert werden, ferner kann die Darstellungsoptik Verbesserungen erfahren. Wir lernten aber auch Neuigkeiten über den Druck, den Lymphgefäße aushalten können, bevor es zu einer Blockade des Flusses kam. Offensichtlich liegt der kritische Druck bei 90 mmHg in Ruhe bei gesunden Probanden. Wie sieht es bei Patienten mit Lymphödem aus? Wann kommt es hier zu einer Blockade?

Von weiterem Interesse ist besonders auch die Lymphostase, wie reagiert der Körper darauf?

Wie arbeiten die Anastomosen, entstehen neue Anastomosen? Wie lange bleibt der Farbstoff an dem Injektionsort bei einem Probanden und bei einem Erkrankten? Wie korreliert der Abstrom mit dem Lymphödemstadium? Fragen über Fragen, die es zu klären gilt. Ferner können mit der Fluoreszenzdarstellung auch Zerstörungen von Lymphgefäßen nach operativen Eingriffen nachgewiesen werden, z.B. Unterbrechung der Kollektoren nach Miniphlebektomie am Vorfuß (Abb. 5).

In der **Diagnostik** ist die ICG-Methode einfach und preiswert einsetzbar.

In der Darstellung des Lymphödems werden die von *Unno* beschriebenen Merkmale dokumentiert:
1. Dermal backflow,
2. verlängertes Fluoreszenzsignal am Dorsum und Plantarbereich des Fußes,
3. dilatierte Lymphgefäße mit proximaler Obliteration und
4. diffuses sowie verstreutes Leuchten der Fluoreszenzsignale.

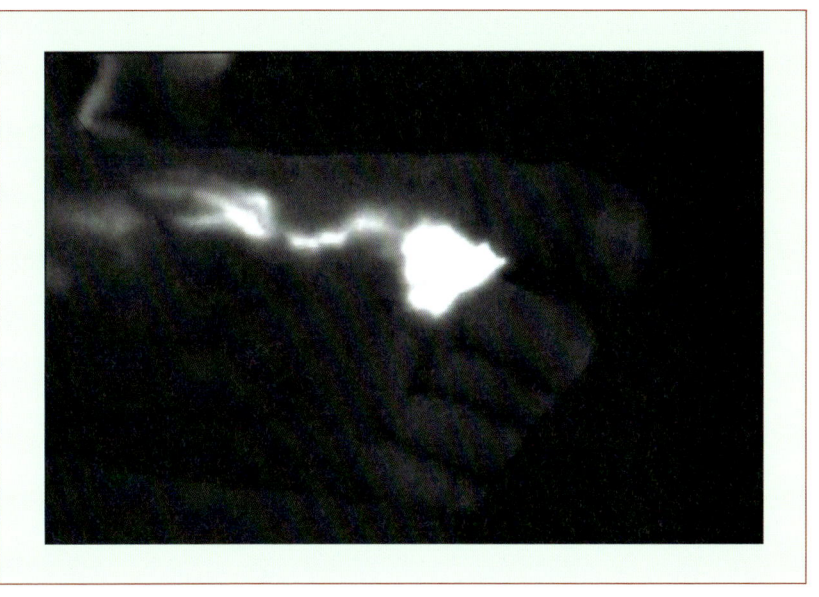

Abb. 5:
Nachweis operativer Komplikationen.

Therapieoptimierung

Der Therapieplan für den einzelnen Patienten kann mit der ICG-Fluoreszenzmethode wesentlich verbessert erstellt werden. Nach der Injektion des Farbstoffes wird der spontane Lymphfluss dokumentiert. Mit einem Hautmarker wird der Abfluss auf der Haut des Patienten nachgezeichnet. Zum Abschluss erfolgt ein Foto der dargestellten Abflusswege, und es wird dem Patienten mit einer Therapieempfehlung für die Behandlungswege mitgegeben. Der Therapeut kann jetzt die Manuelle Lymphdrainage so durchführen, dass er die dargestellten Wege intensiver und damit auch erfolgreicher behandeln kann und der Patient zur schnelleren Entstauung gelangt.

Wirksamkeit von Behandlungsmethoden

Nach Injektion des Farbstoffes kann die Wirksamkeit der **Manuellen Lymphdrainage** in Kombination mit einem Rechnerprogramm zur quantitativen Dar-

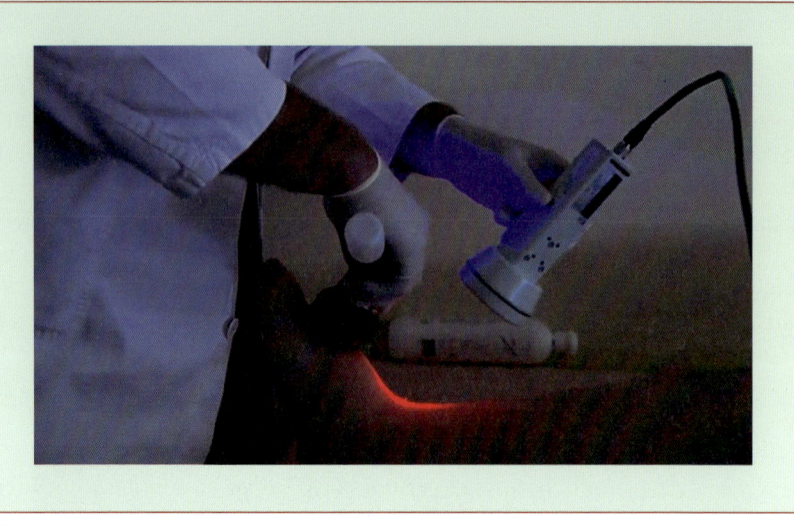

Abb. 6:
Nachweis der Wirksamkeit des Flowaves.

stellung beurteilt werden. So können wir überprüfen, welche Technik die bessere für die Lymphdrainage ist. Sind die stehenden Kreise besser oder ist ein längerer Schub richtig? Wie steht es mit den zusätzlichen Therapien wie intermittierende pneumatische Kompression (IPK), ist sie wirksam, oder blockiert sie den Abstrom? In den ersten Untersuchungen wurde gezeigt, dass die IPK keinen verbesserten Fluss erbringt. Allerdings konnte man bei diesen Untersuchungen feststellen, dass die angewandte Manschette zur IPK keine überlappenden Kammern hatte, sondern dass sie nebeneinander im Abstand von 2 cm verschweißt waren, sodass offensichtlich eine Blockade der fortlaufenden Kompression erfolgt war. Was ist mit weiteren ergänzenden Techniken wie Flowave (hörbare Schallwellen zur Bioresonanz zwischen den Tönen und den in der Haut liegenden Molekülen) (Abb. 6). Der Autor fand einen beschleunigten Abstrom der Substanz, allerdings ohne Dokumentation der Abflussmenge. War der Abstrom wirklich durch die Schallwelle oder eher durch den Druck des Transponders auf der Haut beschleunigt?

Wie sieht es mit neuen Methoden aus? Wirken sie überhaupt, und wie wirken sie? Bringen sie Verbesserungen im Abtransport, oder ist eine Wirkung gar nicht zu sehen?

Somit können neue technische Behandlungen auf ihre Wirksamkeit überprüft werden.

Operationen

Durch die ICG-Injektion um den Tumor herum kann die Operation des Sentinellymphknotens verbessert werden. Der Operateur kann nach Injektion des Farbstoffes den Abstrom zu den Sentinellymphknoten direkt beobachten und die Füllung erkennen. Somit wird die Inzision direkt über dem Knoten durchgeführt, und dieser kann unter Sicht entnommen werden. Es entfallen größere Schnitte und die Kontrolle der entfernten Lymphknoten mit der szintigraphischen Methode. Durch die kleineren Inzisionen werden auch die Lymphstrukturen eher geschont.

Bei der Lymphgefäßtransplantation kann das Lymphgefäß ganz gezielt entnommen werden, insbesondere kann die Lymphangiomotorik zuvor erkannt und dokumentiert werden.

Die zunehmend guten Erfolge der Lymphknotentransplantation können dahingehend verbessert werden, dass Lymphknoten in dem zu transplantierenden Fettgewebe identifiziert und ihre Funktion erfasst werden kann. Somit wären dann diese Transplantationen auch bei primären und nicht nur sekundären Lymphödemen erfolgreich.

Fazit

Die ICG-Fluoreszenz-Technik mit dem PDE ist eine revolutionäre Methode in der praktischen Lymphologie mit verschiedenen Erforschungs- und Anwendungsmöglichkeiten:
1. In der Anatomie und Physiologie besteht noch ein Forschungsbedarf,
2. die Diagnostik wird erleichtert und preiswerter,
3. Behandlungswege für die Manuelle Lymphdrainage und
4. Prüfung auf Wirksamkeit von Behandlungstechniken manueller als auch ergänzender apparativer Art,
5. Sentinellymphknoten-Suche,
6. Darstellung der oberflächlichen Lymphgefäße und Lymphknoten sowie die
7. Funktion der Lymphgefäße.

Laut Herstellerangaben wird an höher auflösenden Kameras gearbeitet, damit weitere Einzelheiten erkennbar werden könnten. Bis zum Ende dieses Jahres könnte der ICG-Farbstoff auch die Zulassung zur subkutanen Anwendung am Menschen erhalten, sodass dann nicht nur die Off-Label-Anwendung durchgeführt werden kann.

Es handelt sich um eine Methode der Zukunft zur Darstellung des oberflächlichen Lymphsystems, um uns neue Wege aufzuzeigen oder die alten zu bestätigen, zum Wohle unserer Lymphödempatienten.

Literatur

1. AWMF-Leitlinie, Register Nr. 058/001 Entwicklungsstufe 1 + IDA.
2. Belgrado JP, Vandermeeren L, Valsamis JB et al. Lympho-Fluoroscopy an emerging tool leading us to evidence based manual lymphatic drainage. National Lymphatic Network 11st International Conference, Washington DC; 09/2014.
3. Giacalone G, Belgrado JP, Bourgeois P et al. A new dynamique imaging tool to study lymphoedema and associated treatments. The European journal of lymphology and related problems 2011;22(62):10-14.
4. Hojo T, Nagao T et al. Evaluation of sentinel node biopsy by combined fluorescent and dye method and lymph flow for breast cancer. Breast 2010;19(3):210–213.
5. Imai K, Minamiya Y et al. Detection of pleural lymph flow using indocyanine green fluorescence imaging in non-small cell lung cancer surgery: a preliminary study. Surg Today 2013;43(3):249–254.
6. Ishizuka M, Nagata H et al. Fluorescence Imaging Visualizes Three Sets of Regional Lymph Nodes in Patients with Lower Rectal Cancer. Hepatogastroenterology 2012;59(117): 1381–1384.
7. Kamiya K, et al. Intraoperative indocyanine green fluorescence lymphography, a novel imaging technique to detect a chyle fistula after an esophagectomy: Report of a case. Surg Today 2009;39(5):421–424.
8. Kwon S, Sevick-Muraca EM. Mouse phenotyping with near-infrared fluorescence lymphatic imaging. Biomed Opt Express 2011;2(6):1403–1411.
9. Mihara M et al. Antegrade and retrograde lymphatico-venous anastomosis for cancer-related lymphedema with lymphatic valve dysfunction and lymphatic varix. Microsurgery 2012;32(7):580–584.
10. Nagao T, Hojo T et al. Sentinel lymph node biopsy in breast cancer patients with previous breast augmentation surgery. Breast Cancer 2014;21(5):624-628.
11. Sevick-Muraca EM, Sharma R et al. Imaging of lymph flow in breast cancer patients after microdose administration of a near-infrared fluorophore: feasibility study. Radiology 2008;246(3):734–741.
12. Schingale FJ. Fluoreszenz-Lymphographie, Phlebologie 2013;3:149-151.
13. Schingale FJ. Fluoreszenz-Lymphographie. In: Schuchhardt C (Hrsg.). Lymphologie heute und morgen, Festschrift für Horst Weissleder. Rabe Verlag, Bonn 2012;95-100.
14. Sharma R, Wang W et al. Quantitative imaging of lymph function. Am J Physiol Heart Circ Physiol 2007;292(6): H3109–3118.
15. Suzuki M, Unno N et al. Impaired lymphatic function recovered after great saphenous vein stripping in patients with varicose vein: Venodynamic and lymphodynamic results. J Vasc Surg 2009;50(5):1042–1046.

16. Tsujino Y, Mizumoto K et al. Fluorescence navigation with indocyanine green for detecting sentinel nodes in extramammary Paget's disease and squamous cell carcinoma. J Dermatol 2009;36(2):90-94.
17. Unno N, Nishiyama M et al. Quantitative lymph imaging for assessment of lymph function using indocyanine green fluorescence lymphography. Eur J Vasc Endovasc Surg 2008;36(2):230-236.
18. Yamamoto T, Narushima M et al. Minimally Invasive Lymphatic Supermicrosurgery: Indocyanine Green Lymphography-Guided Simultaneous Multisite Lymphaticovenular Anastomoses via Millimeter Skin Incisions. Ann Plast Surg 2014;72(1):67-70.
19. Zhou Q, Wood R et al. Near infrared lymphatic imaging demonstrates the dynamics of lymph flow and lymphangiogenesis during the acute vs. chronic phases of arthritis in mice. Arthritis Rheum 2010;62(7):1881-1889.

Differenzialdiagnose Lipödem/Lymphödem in der täglichen Praxis

A. Miller

Einleitung

Die aufmerksame und medienaffine Frau in Mitteleuropa strebt heute ein Optimum an Schönheit, Gesundheit und Erfolg sowohl im Privat- als auch im Berufsleben an. Dank unzähliger Ratgeber erhält sie dabei vielfältige Unterstützung und hin und wieder die Aufforderung, bei Abweichungen den Arzt aufzusuchen. Die Abweichungen der Fettverteilung, Schwellungen und Schmerzen sind mitunter nicht nur störend, sondern durchaus quälend und erfordern eine Therapie. Klare Definitionen der Krankheitsbilder für das Lymphödem und das Lipödem verschwimmen im Praxisalltag mitunter bei einer Fülle weiterer Erkrankungen und erfordern individuelle therapeutische Lösungen.

Lymphödem und Lipödem

Das primäre Lymphödem ist nur in 3 % der Fälle im Rahmen einer hereditären Störung zu finden. Die meisten angeborenen Lymphödeme sind Folge einer Spontanmutation und kongenital oder erst im Laufe des Lebens klinisch sichtbar (Abb. 1). Unterschieden werden der Typ 1 Nonne-Milroy, der bereits bei der Geburt oder in der frühen Kindheit sichtbar ist, und der Typ 2 Meige, der meist erst ab der Pubertät klinisch apparent wird. Nach *Connell* (2) werden primäre Lymphödeme im Rahmen von Sydromen nach dem Phänotyp eingeteilt, und dabei wird auch auf den Zeitpunkt der ersten Symptome und die Komorbidität eingegangen.

Viszerale Beteiligungen finden sich z.B. beim Hennekam-Syndrom (Lymphedema-lymphangiectasia-mental retardation syndrome) mit generalisierten Lymphangiodysplasien. Zu der Gruppe mit Wachstumsstörungen und/oder kutanen und vaskulären Anomalien gehört das CLOVES-Syndrom (Congenital lipomatous overgrowth, vascular malformations, epidermal naevi and skeletal abnormalities). Bekannt sind derzeit 36 Syndrome, die mit hereditären Lymphödemen einhergehen (7), bei vielen wurden die zugrunde liegenden Gendefek-

Differenzialdiagnose Lipödem/Lymphödem in der täglichen Praxis

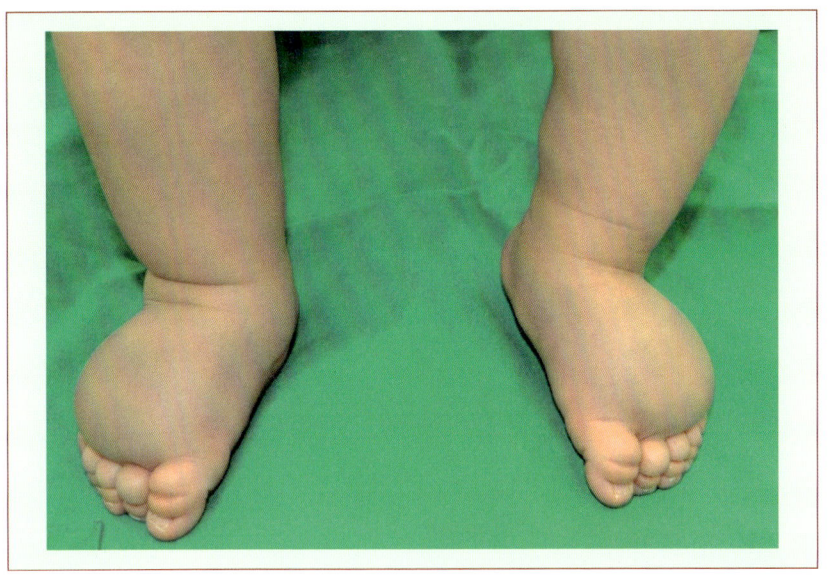

Abb. 1:
Ballonierte Fußrücken bei vier Monate altem Kind mit hereditärem Lymphödem.

te detektiert. Eine zentrale Rolle scheint das FOXC2-Gen zu spielen (9). Durch diese Darstellung wird die früher oftmals im Hintergrund stehende Mitbeteiligung des Lymphsystems wissenschaftlich erfasst, und die bisher vermutete Prävalenz von 2 % (5) wird bei richtiger Kodierung steigen.

Beim sekundären Lymphödem ist die eingeschränkte Transportkapazität Folge einer Infektion oder einer mechanischen, chemischen oder radiologischen Schädigung des Lymphgefäßsystems. Vorrangig sind Patienten nach Karzinombehandlungen betroffen. Immer häufiger werden Lymphödeme aber auch als funktionelle Störung im Rahmen weiterer Erkrankungen beobachtet. Hier sind insbesondere Adipositas und neurologische Störungen bei Diabetes mellitus zu nennen.

Klinisch ist das Lymphödem (Abb. 2) in Abhängigkeit von der Ursache meist akral lokalisiert, im Stadium I bei horizontaler Lagerung rückbildungsfähig und führt unbehandelt im weiteren Verlauf an den Extremitäten zu progredienter Fibrosierung des Gewebes mit den typischen Hautveränderungen, wie Papillomatosis cutis, Lymphzysten und Fisteln und Pachydermie mit einem positiven

Differenzialdiagnose Lipödem/Lymphödem in der täglichen Praxis

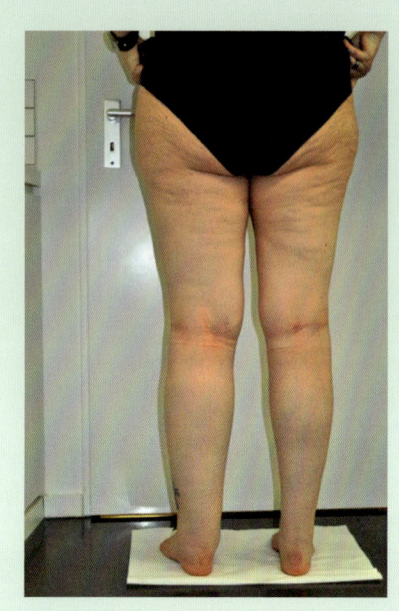

Abb. 2:
Lymphödem des linken Beines.

Stemmer-Zeichen (10). Die Haut tastet sich zunehmend fester, und die anfangs bestehende Dellbarkeit ist im Stadium III nicht mehr gegeben. Das Lymphödem ist bis auf gelegentlichen Spannungsschmerz nicht schmerzhaft, kann jedoch in Gelenkregionen zu eingeschränkter Beweglichkeit und sekundärer arthrogener Stauung führen. Infolge der herabgesetzten Abwehrfähigkeit der Haut ist das Infektionsrisiko erhöht. Das schließt vor allem Erysipele, Verrucae und Mykosen ein.

Das Lipödem (Abb. 3 und 4) betrifft nahezu ausschließlich Frauen, beginnt nicht vor der Pubertät und ist gekennzeichnet durch eine umschriebene symmetrisch lokalisierte Lipohypertrophie, Ödeme, Schmerzen und Neigung zu Hämatomen (1, 4, 5, 11). Die Ursache ist bisher nicht sicher geklärt. Genetische Komponenten scheinen bei familiärer Häufung in bis zu 60 % der Fälle (3) ebenso wie Hormone und Rezeptoren eine Rolle zu spielen. Das Lipödem zeigt eine lokalisierte Umfangsvermehrung, die bei wechselnden Ödemen ebenfalls leicht schwanken kann, aber niemals gänzlich verschwindet. Typisch sind die Druckschmerzhaftigkeit und der Spontanschmerz (9). Bei einem Lipödem kann sekundär ein Lymphödem hinzukommen.

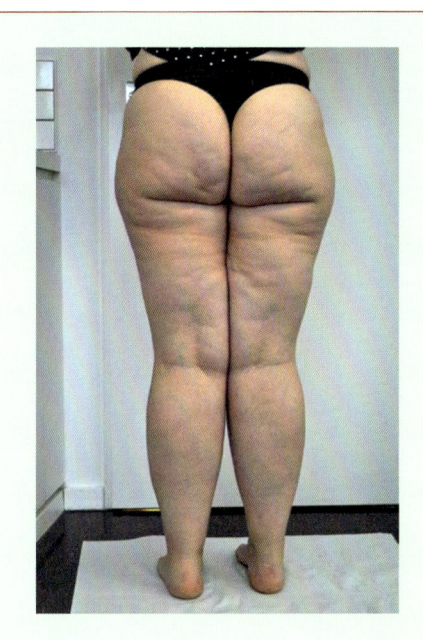

Abb. 3:
Lipödem vom Ganzbein-Typ.

Diagnose und Vermittlung

Beide Krankheitsbilder können gemeinsam auftreten und durch Komorbiditäten aggraviert oder imitiert werden. Bei der Anamnese werden deshalb alle bestehenden Vorerkrankungen und Therapien sowie Ödemerkrankungen in der Familie erfragt. Phlebologische Erkrankungen können problemlos mit der Duplexsonographie diagnostiziert werden. Durch die klinische Untersuchung können typische und isolierte Lip- und Lymphödeme in aller Regel gut diagnostiziert werden. Die wenigsten Patienten weisen aber ausschließlich eine lokalisierte Umfangszunahme auf. Differenzialdiagnostisch stellen besonders Lipomatosen und die Adipositas eine diagnostische und therapeutische Herausforderung dar. Die Darstellung des Schmerzes ist subjektiv, und bis heute fehlen eindeutige sonographische Kriterien zur Einordnung eines subkutanen Ödems. Die Einordnung als Adipositas kann bei Lip-und Lymphpatienten nicht allein anhand des Gewichtes oder der Körperform erfolgen, sondern lässt den Aspekt von beidem einfließen. Insbesondere subkutanes Fettgewebe am Bauch ist eher nutritiver Errungenschaft zuzuordnen.

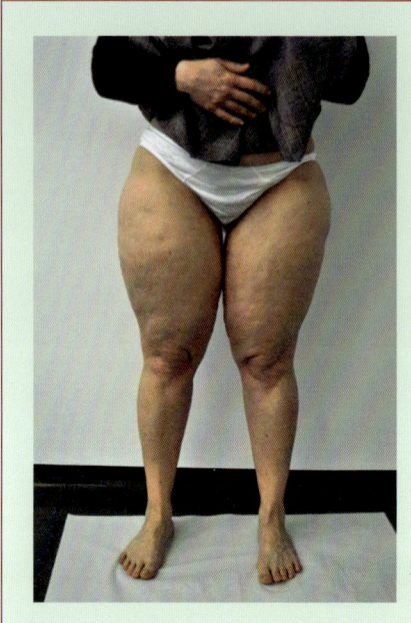

Abb. 4:
Lipödem vom Oberschenkel-Typ.

In einer Untersuchung von 2007 waren 20,41 % der Patienten mit einem Lymphödem auch adipös, und 16,27 % litten unter einem Diabetes mellitus (6).

Bei aktuellen Untersuchungen im eigenen Patientengut an 6481 Patienten von 4/2013 bis 1/2015 wurde bei 4,97 % der Patienten ein Lip- oder Lymphödem diagnostiziert. Die Lipomatosen und Lipohypertrophien waren mit 0,34 % eher selten. Eine begleitende Adipositas fand sich auch diesmal bei jedem fünften Patienten (18,25 %) mit einem Lymphödem. Von den Lipödempatientinnen wurde mehr als jede Dritte (37,4 %) als adipös kodiert, und wenn sowohl ein Lipödem als auch ein Lymphödem vorlag, hatten 48,2 % auch eine Adipositas (Abb. 5 und 6). Eine genauere Zuordnung der Lymphödeme ist wegen der unzureichenden ICD-Kodierung bisher nicht möglich.

Die Erwartungshaltung der Patienten ist nach meist längerer Wartezeit auf den Termin hoch. Die Chance, einen auf dem Gebiet versierten Arzt zu treffen, ist bundesweit sehr unterschiedlich und trotz aller Aktivitäten der lymphologischen Fachgesellschaften gering. Gerade das Lipödem war zeitweilig in den Medien sehr präsent, und viele Patientinnen erhoffen sich, durch Lymphdrainage

Differenzialdiagnose Lipödem/Lymphödem in der täglichen Praxis

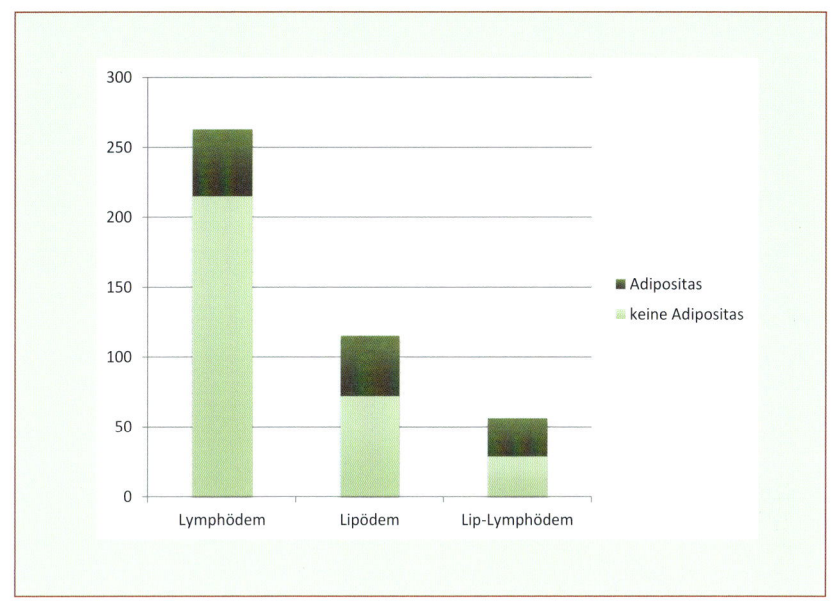

Abb. 5:
Verteilung der Diagnose Lip-, Lymph- und Lip-Lymphödem (Anzahl der Patienten).
Untersuchung im eigenen Patientengut, Ergebnisse von 2015.

und Liposuktion eine Figuroptimierung mit möglichst geringem Einsatz. Schon bei der Anamnese passiert es immer wieder, dass Patientinnen bariatrische Operationen verschweigen und erst bei näherem Eingehen auf das Gewichtsproblem von ihren bisherigen Therapien berichten. Gefärbt durch subjektive Wahrnehmungen der Patienten sind wechselnde Ödeme nicht immer nachvollziehbar. Auch bei Lymphödemen ergibt sich oft ein jahreszeitlich unterschiedliches Bild, sodass die Diagnose und Therapieeinleitung nicht bei der ersten Vorstellung erfolgen kann.

Die Übermittlung der Diagnose ist eine Herausforderung für das gesamte Team. Die junge Patientin mit einem primären Lymphödem muss darüber informiert werden, dass sie vermutlich lebenslang Kompressionsbestrumpfung und Manuelle Lymphdrainage benötigt und die übergewichtige Dame im Klimakterium wird erfahren, dass ihr Eigenanteil an der Behandlung der Schwellungen erheblich sein muss, um erfolgreich zu sein. Dabei ist die Varianz körperlich unterschiedlicher Bauweisen zu berücksichtigen.

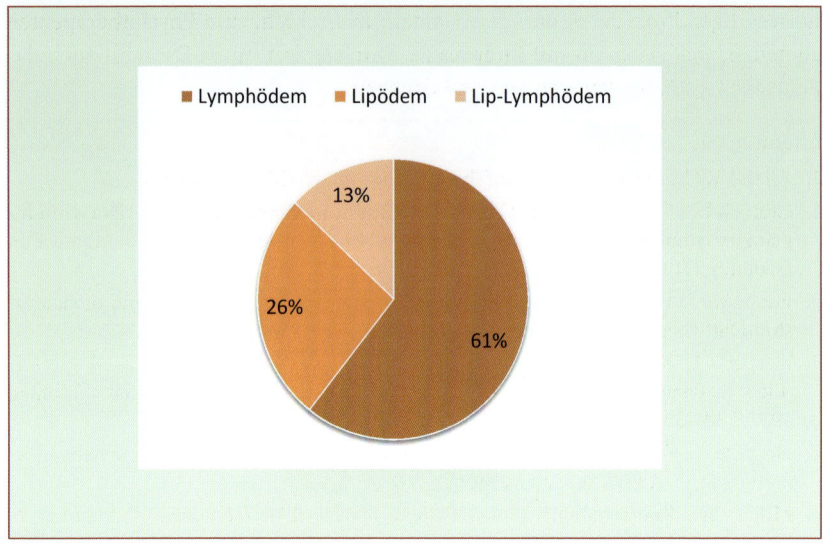

Abb. 6:
Prozentualer Anteil der Adipositas am Lip-, Lymph- und Lip-Lymphödem. Untersuchung im eigenen Patientengut, Ergebnisse von 2015.

Der Arzt sollte individuell auf die Patientin eingehen und vermitteln, welche Therapie sinnvoll ist und diese wirtschaftlich gegenüber dem Kostenträger vertreten. Er steht hier in der Verantwortung und ist auf eine gute Zusammenarbeit mit dem Physiotherapeuten und dem versorgenden Sanitätshaus angewiesen. Für die geforderte Eigenverantwortung hat insbesondere der Physiotherapeut eine zentrale Aufgabe. Das gilt sowohl für die Anleitung zur Selbsttherapie, Verhaltensmaßnahmen im Alltag und Unterstützung einer ödemadaptierten Therapiefrequenz sowie für eine enge Zusammenarbeit mit einem spezialisierten Sanitätshaus. Die Dokumentation muss vor jeder Verordnung aktualisiert und die Indikation oder erforderliche Mitbehandlungen geprüft werden. Dazu gehört auch die Gewichtskontrolle.

Die derzeitige Vergütung für gesetzlich versicherte Patienten richtet sich nach der Fachgruppe und nicht nach der Diagnose. Der hohe personelle und zeitliche Aufwand ist für viele Fachärzte nur durch maximale Ablaufoptimierung annähernd wirtschaftlich zu leisten. Selbst wenn die Diagnose eindeutig gestellt werden kann und alles gut organisiert ist, kann nur soweit geholfen werden, wie der Patient motiviert ist mitzuarbeiten. Eine Dame mit therapiebedürftigen Lymphödemen erklärte mir nach einer aufwändigen Diagnostik und Erläuterung des notwendigen Prozederes, dass sie es leider nicht schafft, zum Physiotherapeuten zu gehen, weil sie so oft mit ihrer Katze zum Tierarzt muss. Da stößt auch das deutsche Gesundheitswesen an seine Grenzen.

Literatur
1. Allen EV, Hines EA. Lipedema of the legs. Proc Mayo Clin 1940;15:184-187.
2. Connell FC, Gordon K, Brice G et al. The classification and diagnostik algorythm for primary lymphatic dysplasia: an update from 2010 to include molecular findings. Clin Genetics 2013:84:303-314.
3. Fife CA, Maus EA, Carter MJ. Lipedema: A frequently misdiagnosed and misunderstood fatty deposition syndrome. Advances in Skin & Wound Care 2010;23:81-94.
4. Herpertz U. Krankheitsspektrum des Lipödems an einer Lymphologischen Fachklinik - Erscheinungsformen, Mischbilder und Behandlungsmöglichkeiten. Vasomed 1997;5:301-307.
5. Herpertz U. Ödeme und Lymphdrainage. Diagnose und Therapie. Lehrbuch der Ödematologie, 5. Aufl. Schattauer, Stuttgart 2014.
6. Miller A. Komorbidität von Patienten mit Lymphödemen. LymphForsch 2008;12(1):14-18.
7. Northup KA, Witte MH, Witte CK. Syndromic classification of hereditary lymphedema. Lymphology 2003;36:162-189.
8. Van Steendel MAM, Damstar RJ, Heitinl M et al. Novel missense mutations in the FOXC2 gene alter transcriptional activity. Human Mutation 2009;30(12):1002-1009.
9. Schmeller W, Meier-Vollrath J. Schmerzen beim Lipödem. LymphForsch 2008;12:8-12.
10. Weissleder H, Schuchardt C (Hrsg.) Erkrankungen des Lymphgefäßsystems. Viavital, Köln 2011.
11. Wienert V, Leeman S. Das Lipödem. Hautarzt 1991;42:484-486.

Operationsverfahren in der Lymphologie

R. G. H. Baumeister

Einleitung
Die Zeiten haben sich deutlich verändert. Wäre es früher eher nicht gewünscht gewesen, zur Festschrift zum 70. Geburtstag eines herausragenden Vertreters der konservativ therapierenden Lymphologie einen operativen Beitrag beizusteuern, so ist dies heute als durchaus geschätzt zu erleben. Vorausgegangen war der Abbau von vorgefassten Meinungen. Es wurde möglich, experimentelle Ergebnisse und klinische Erfahrungen in gemeinsamen Foren vorzutragen und zu diskutieren. Noch wichtiger waren jedoch die persönliche Erfahrung und der Umgang der Protagonisten miteinander.

Es wird der 70. Geburtstag des Präsidenten der Deutschen Gesellschaft für Lympologie gefeiert. Auch der Umstand, dass ich als Präsident der Gesellschaft Deutschsprachiger Lymphologen dazu eingeladen wurde und diesen Beitrag verfassen darf, wäre lange Zeit nicht selbstverständlich gewesen. So zeigen sich die Früchte der festen Entschlossenheit, die mich bereits mit dem Vorgänger im Präsidentenamt des Jubilars verbunden hat, alte Gräben zu überwinden und für die gemeinsame Sache der Lymphologie vereint zu marschieren.

Aktuell zeigte sich dies ganz deutlich, als es *Dr. Christian Schuchhardt* war, der bei der Entwicklung eines Curriculums die Sache der Chirurgie in der Lymphologie vertrat und eine genauere Darstellung der verschiedenen Arten der Chirurgie bei der Therapie von Lymphödemen forderte, bevor der Chirurg auch nur die Gelegenheit hatte, dies anzumerken. Es trifft sich also gut, dass der chirurgische Beitrag in der Festschrift dieses Thema in einem kurzen Überblick behandelt.

Die chirurgischen Therapieoptionen können in drei große Gruppen unterteilt werden:

- **resezierende Verfahren,**
- **ableitende Verfahren,**
- **rekonstruktive Verfahren.**

Schließlich sind auch Kombinationen zwischen den verschiedenen Verfahren möglich.

Resezierende Verfahren

Unter den resezierenden Verfahren werden alle diese Vorgehensweisen zusammengefasst, die das vermehrte Gewebe bei Lymphödemen teilweise oder ganz entfernen. Die Ursache des Lymphödems, die verminderte lymphatische Transportkapazität, wird dabei nicht behoben. Durch die Verminderung der Gewebemasse kann ein positiver Beitrag zu dem Verhältnis zwischen lymphatischer Last und lymphatischer Transportkapazität geleistet werden, indem die lymphatische Last vermindert wird.

Das Ausmaß der Resektionen reicht dabei von einfachen Exzisionen von überstehenden Fett-Haut-Anteilen, die störend sind, bis hin zur vollständigen Entfernung des Haut- und Unterhautgewebes einschließlich der darunter liegenden Faszie. Letztere Methode wurde von *Charles* (9) zur Behandlung von elephantiastischen Lymphödemen beschrieben. Der entstandene großflächige Defekt musste dann mit Spalthauttransplantaten gedeckt werden.

Weniger radikale operative Resektionsmethoden vermindern das Volumen durch eine teilweise Entfernung von Haut und Subkutangewebe. Der dabei ent-

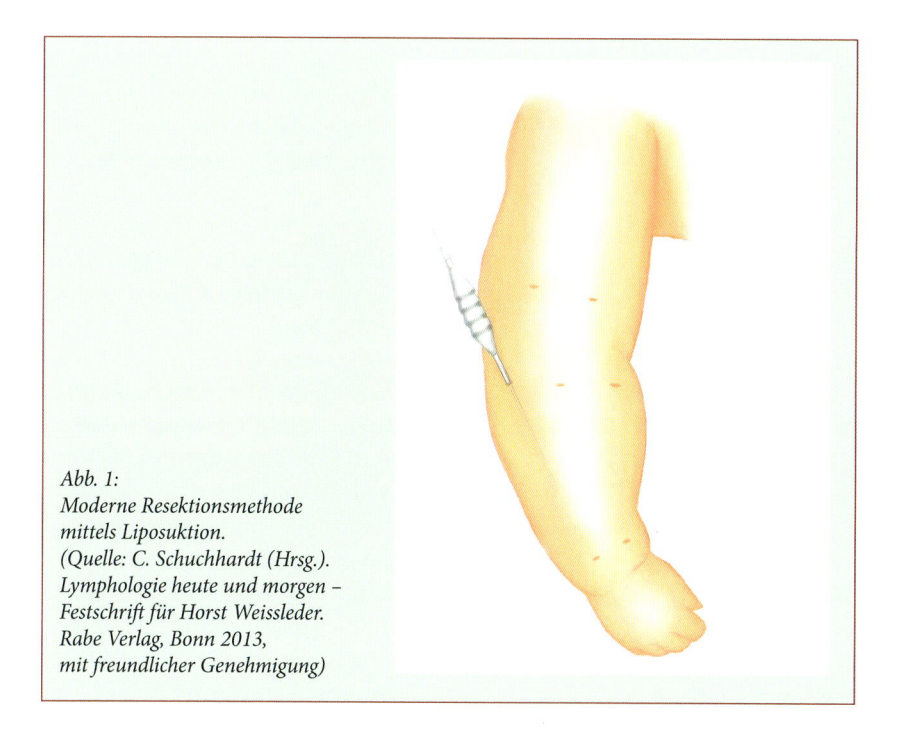

Abb. 1:
Moderne Resektionsmethode
mittels Liposuktion.
(Quelle: C. Schuchhardt (Hrsg.).
Lymphologie heute und morgen –
Festschrift für Horst Weissleder.
Rabe Verlag, Bonn 2013,
mit freundlicher Genehmigung)

stehende Defekt wird in Form von Lappenplastiken aus den verbleibenden benachbarten Gewebeanteilen gedeckt.

Eine moderne Form der Resektion stellt die Liposuktion dar. Hierbei wird allein das Unterhautfettgewebe von mehreren kleinen Inzisionen aus reduziert. Die überschüssige Haut schrumpft danach sekundär. Eine kontinuierliche Kompressionstherapie ist nach dem Eingriff angezeigt, um die Reduktion aufrecht zu erhalten *(Brorson (8))* (Abb. 1).

Insbesondere die invasiven Resektionsmethoden gelten als Methoden der letzten Wahl. Hierauf beruht wohl die oft vorhandene kritische Einstellung zu operativen Methoden insgesamt.

Ableitende Verfahren

Unter ableitenden Methoden können Verfahren zusammengefasst werden, die Lymphflüssigkeit aus dem Lymphgefäßsystem auf extraanatomischem Weg herausleiten. Alte Methoden bewerkstelligten dies durch Resektion von Faszienanteilen unter der Vorstellung, die Lymphe aus dem Unterhautfettgewebe in das Muskelgewebe abzuleiten.

Weitere Methoden versuchen, eine spontane Anastomosierung von Lymphkapillaren zu nutzen, indem Hautlappen oder auch das große Netz oder Dünndarmanteile in das lymphödematöse Areal eingeschwenkt werden. Der Weitertransport erfolgt dann über das noch vorhandene Lymphsystem des eingeschwenkten Gewebes.

Eine weitere Möglichkeit zu einer Ableitung von Lymphe besteht darin, Verbindungen zwischen dem peripheren Lymphgefäßsystem und dem peripheren Venensystem herzustellen. Hierfür wurden verschiedene Variationen beschrieben.

Es wurden zunächst Verbindungen zwischen Lymphknoten, die halbiert wurden, und größeren Venen hergestellt *(Nielubowicz, Olszewski (14))*.

Mit einer speziellen Nadel wurden Lymphkollektoren, die in zentraler Richtung durchtrennt wurden, mit einer Einzelnaht gefasst und mit einer speziellen, halboffenen Nadel in größere Venen eingeführt und dort fixiert *(Degni (11))* (Abb. 2).

Schließlich wurden einzelne Lymphgefäße mit mikrochirurgischen Methoden miteinander in einer End-zu-End- oder End-zu-Seit-Technik anastomosiert *(O'Brien (15))*. In Japan wurde das Verfahren unter dem Begriff „Supermicrosurgery" propagiert *(Koshima (13))* (Abb. 3).

Die freie mikrochirurgische Verpflanzung von Lymphknoten hat ebenfalls den Zweck, eine Ableitung von Lymphe in das periphere Venensystem zu er-

Operationsverfahren in der Lymphologie

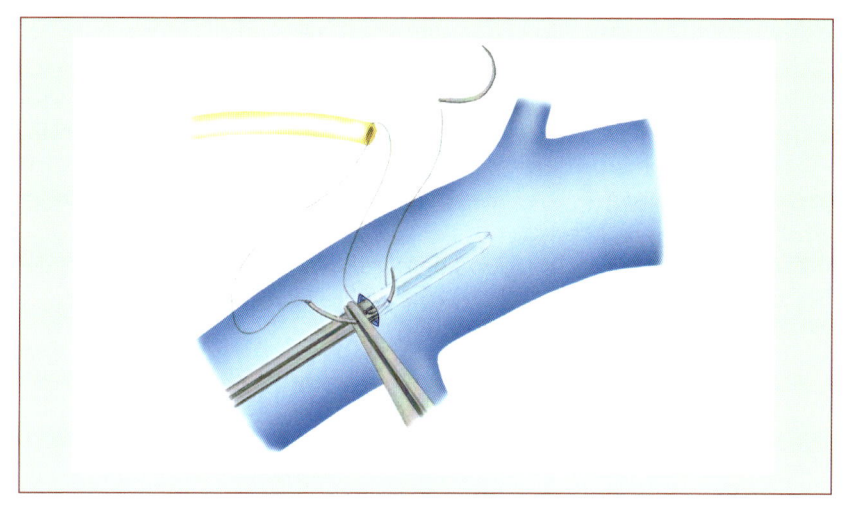

Abb. 2:
Ableitung von Lymphe durch Einzug eines Lymphkollektors in eine größere Vene unter Verwendung einer Spezialnadel nach Degni.
(Quelle: C. Schuchhardt (Hrsg.). Lymphologie heute und morgen – Festschrift für Horst Weissleder. Rabe Verlag, Bonn 2013, mit freundlicher Genehmigung)

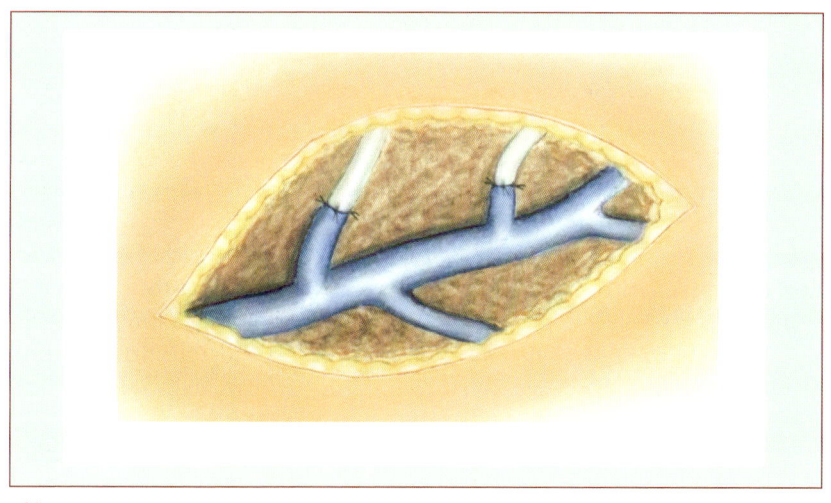

Abb. 3:
Ableitung in kleine periphere Venen durch mikrochirurgisch gefertigte lympho-venöse End-zu-End-Anastomosen.
(Quelle: C. Schuchhardt (Hrsg.). Lymphologie heute und morgen – Festschrift für Horst Weissleder. Rabe Verlag, Bonn 2013, mit freundlicher Genehmigung)

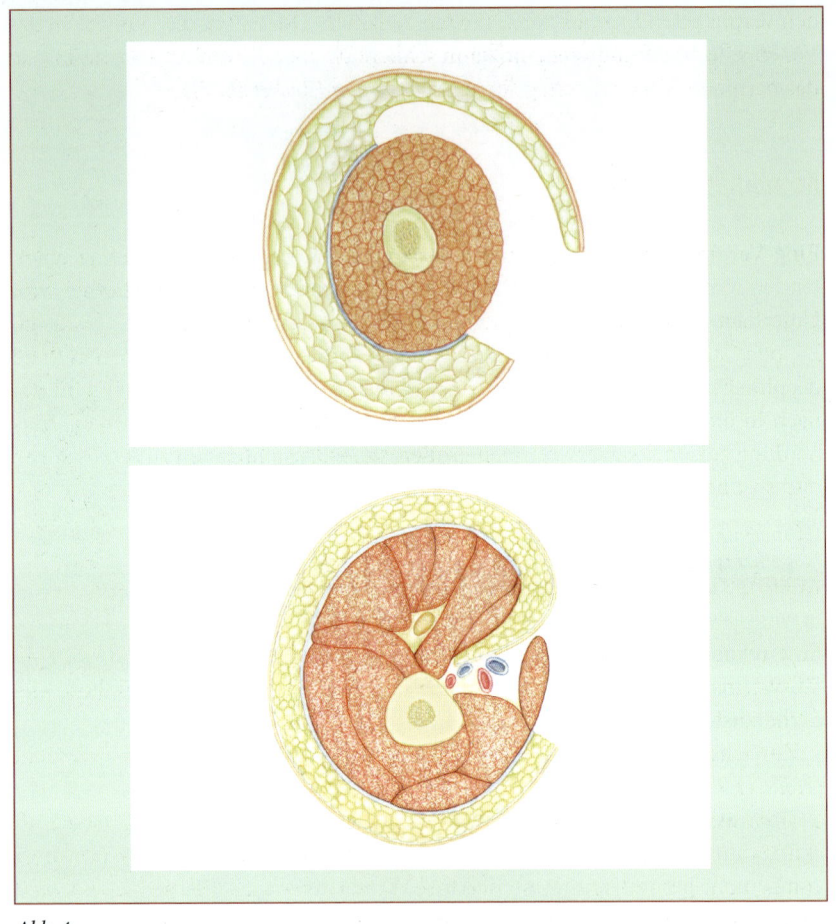

Abb. 4:
Kombination von Resektion und Ableitung nach Thompson. Im unteren Bild ist der Lappen in die Tiefe verlagert.
(Quelle Bild oben: C. Schuchhardt (Hrsg.). Lymphologie heute und morgen – Festschrift für Horst Weissleder. Rabe Verlag, Bonn 2013, mit freundlicher Genehmigung)

möglichen. Lymphknoten werden zusammen mit umgebendem Gewebe und dem ernährenden Gefäßbündel entnommen und an die ödematöse Extremität verpflanzt. Dort werden die kleine Arterie und die Begleitvenen mit lokalen Gefäßen anastomosiert. Spontane Verbindungen von Lymphkapillaren im Ödemgebiet und dem Gewebe um die Lymphknoten sind notwendig, um Lymphe zu den verpflanzten Lymphknoten fließen zu lassen. Dort muss die Lymphe in das Venengeflecht diffundieren, um dann schließlich über die venöse Anastomose in das periphere Venensystem gelangen zu können *(Becker (6, 7))*.

Kombinationsmethode

Eine Verbindung zwischen einer resezierenden Komponente und einer ableitenden Maßnahme stellt das Verfahren nach *Thompson (16)* dar. Hierbei wird Unterhaut- und Fettgewebe reseziert unter Belassen eines dünnen, gestielten Lappens aus Haut und Unterhautfettgewebe. Dieser wird an seinem freien Rand deepithelisiert, um Lymphkapillaren freizulegen. Dieser Lappenanteil wird danach in die Tiefe neben die großen Gefäßen verlagert, um eine spontane Verbindung zu den dort verlaufenden großen, tiefen Lymphbahnen zu ermöglichen und so eine ableitende Wirkung zu entfalten (Abb. 4).

Rekonstruktive Verfahren

Eine rekonstruktive operative Maßnahme verbindet die Anteile des Lymphgefäßsystems vor und nach der Blockade miteinander, um den Lymphfluss wiederherzustellen.

Zunächst wurde eine Überbrückung mittels Venensegmenten versucht *(Holle et al. (12))*.

Dem ursprünglichen Zustand am nächsten kommt dagegen eine Überbrückung durch Lymphbahnen *(Baumeister et al. (4, 5))*. Sie sind für den Transport von Lymphe besonders ausgestattet. Ihre Wand kann durch die Lymphflüssigkeit ernährt werden. Zusammen mit dem Klappensystem und der Wandmuskulatur befördert sie die Lymphe aktiv. Eine Eigenschaft, die auch in einer Nährlösung beibehalten wird. Es ist auch bekannt, dass Lymphbahnen, die einander angenähert sind, sich selbst verbinden können *(Danese (10))*. Dies macht sich in einer hohen Durchgängigkeitsrate von Anastomosen zwischen Lymphgefäßen bemerkbar *(Baumeister et al. (1-3))* (Abb. 5).

Lymphbahnen des Patienten können aus dem ventro-medialen Bündel an der Innenseite des Oberschenkels entnommen werden, wenn sich vorab lymphszintigraphisch ein normaler Abstrom zeigt. Von den dort verlaufenden bis zu 16 Lymphbahnen werden etwa zwei Bahnen verwendet. Diese zeigen oft periphere Abzweigungen, sodass mehr periphere Anastomosen gefertigt werden können.

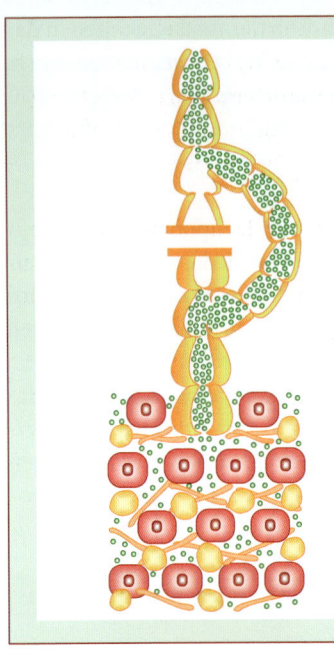

Abb. 5:
Schema der Rekonstruktion eines lokal unterbrochenen Lymphgefäßes durch körpereigenes Lymphgefäßtransplantat mit Klappen und spontaner Eigenmotorik.
(Quelle: C. Schuchhardt (Hrsg.). Lymphologie heute und morgen – Festschrift für Horst Weissleder. Rabe Verlag, Bonn 2013, mit freundlicher Genehmigung)

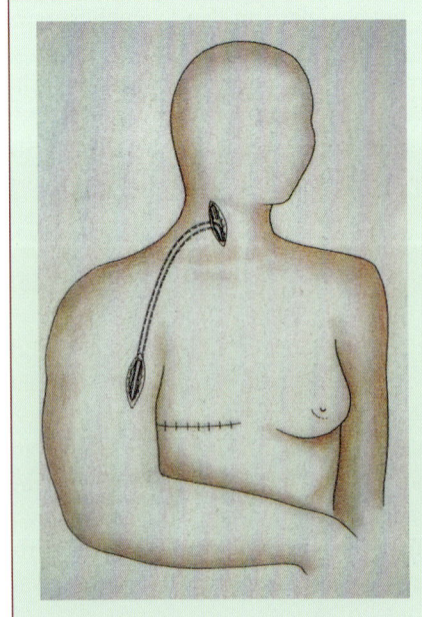

Abb. 6: Rekonstruktion bei Armödemen nach Mammakarzinom durch Lymphgefäßbypass zwischen Lymphbahnen am Oberarm und am Hals.
(Quelle: H. Weissleder, C. Schuchhard (Hrsg.). Erkrankungen des Lymphgefäßsystems, 6. Aufl. Viavital Verlag, Köln 2015)

Operationsverfahren in der Lymphologie

Liegt ein Armlymphödem vor mit einer Blockade in der Achsel, etwa nach der Behandlung eines Mammakarzinoms, so werden die Transplantate vom Oberschenkel in einen Tunnel zwischen Hals und Oberarm verpflanzt. Am Oberarm werden sie mit aufsteigenden großen Lymphkollektoren unter Zuhilfenahme des Operationsmikroskops unter maximaler Vergrößerung mittels Einzelknopfnähten anastomosiert (Abb. 6).

Am Hals erfolgt die Anastomosierung entweder an Lymphbahnen, die vom Kopf zum Venenwinkel ziehen, oder an Lymphknoten. Die Lymphe fließt dann innerhalb des Lymphgefäßsystems vom Oberarm zum Hals und von dort weiter über die normale Route zum Venenwinkel.

Liegt ein einseitiges Beinlymphödem vor, so verbleiben die Spenderlymphbahnen am Oberschenkel des gesunden Beines an den Lymphknoten der Leiste gestielt. Sie werden nur peripher abgetrennt und mit diesem Ende durch einen Kanal oberhalb der Symphyse zur erkrankten Seite geführt. Dort werden am proximalen Oberschenkel die Mikrogefäßanastomosen mit aufsteigenden großen Lymphkollektoren gefertigt. Die Lymphe fließt dann innerhalb des Lymphgefäßsystems von der betroffenen ödematösen Seite zur gesunden Seite und dort über die Beckenlymphbahnen und die Cysterna chyli nach zentral ab (Abb. 7).

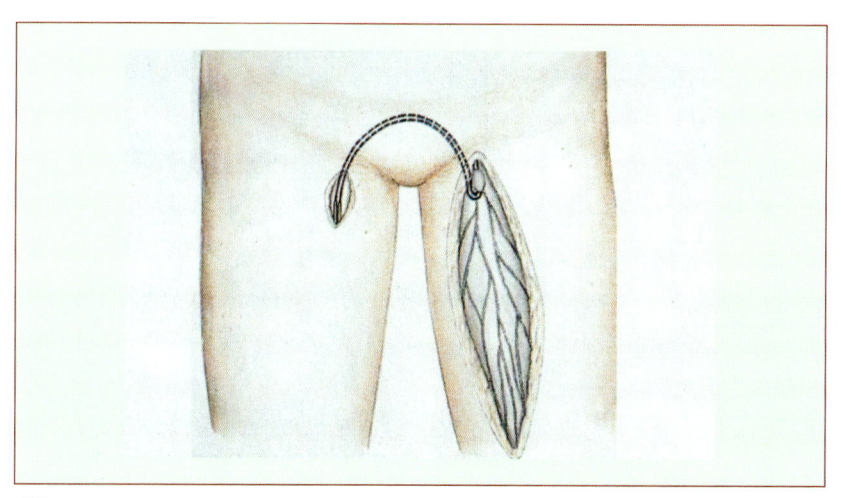

Abb. 7:
Transposition des Lymphkollektors von dem gesunden zum ödematösen Bein. Nach Anastomosierung mit aufsteigenden Lymphkollektoren im Ödemgebiet Abfluss über die gesunde Seite. (Quelle: H. Weissleder, C. Schuchhard (Hrsg.). Erkrankungen des Lymphgefäßsystems, 6. Aufl. Viavital Verlag, Köln 2015)

Auch neueste Untersuchungen haben eine signifikante Lymphabstromverbesserung und Verminderung des Armvolumens zusammen mit einer guten Korrelation zwischen funktions-lymphszintigraphischer Verbesserung und Volumenreduktion bei Armödemen mit einer Nachbeobachtungszeit bis zu 19 Jahren ergeben *(Weiss et al. (17, 18))*.

Anders als bei resezierenden Methoden, die am Ende der Therapieskala stehen, ist bei Methoden, die eine Abflussverbesserung der Lymphe anstreben und nach Studien unabhängiger Untersucher auch erreichen, der Zeitfaktor zu beachten. Nach einer konsequenten konservativen Therapie sollte bei entsprechendem Wunsch der Patienten bald ein Therapiewechsel erfolgen, da sekundäre Veränderungen an Gewebe und Lymphbahnen die Erfolgsaussichten schmälern können.

Literatur

1. Baumeister RG, Seifert J, Wiebecke B. Transplantation of lymph vessels on rats as well as a first therapeutic application on the experimental lymphedema of the dog. Euro Surg Res 1980;12 (Suppl 2):7.
2. Baumeister RG, Seifert J, Wiebecke B et al. Experimental basis and first application of clinical lymph vessel transplantation of secondary lymphedema. World J Surg 1981;5(3):401-407.
3. Baumeister RGH, Seifert J, Wiebecke B. Homologous and autologous experimental lymph vessel transplantation: initial experience. Int J Microsurg 1981;3:19-24.
4. Baumeister RGH, Siuda S. Treatment of lymphedema by microsurgical lymphatic grafting: what is proved? Plast Reconstr Surg 1990;85(1):64-74.
5. Baumeister RGH, Frick A. Die mikrochirurgische Lymphgefäßtransplantation. Handchir Mikrochir Plast Chir 2003;35(4):202-209.
6. Becker C, Hidden G, Godart S et al. Free lymphatic transplant. Eur J Lymphol 1991;2:75-77.
7. Becker C, Vasile JV, Levine JL et al. Microlymphatic surgery for the treatment of iatrogenic lymphedema. Clin Plast Surg 2012;39(4):385-398.
8. Brorson H., Svensson H. Complete reduction of lymphedema of the arm by liposuction after breast cancer. Scand J Plast Reconstr Surg Hand Surg 1997;31(2):137-143.
9. Charles RH. A system of treatment, Vol. 3. Latham A, English TC (eds.). London, Churchill 1912;504.
10. Danese C, Bower R, Howard J. Experimental anastomosis of lymphatics. Arch Surg 1962;84:24.
11. Degni M. New technique of lymphatico-venous anastomosis for the treatment of lymphedema. J Cardio-Vasc Surg (Turin) 1978;19(6):577.
12. Holle J, Mandl H, Kreppler R. Überbrückung eines Lymphgefäßdefektes mittels Veneninterposition (eine experimentelle Studie). Handchirurgie 1982;14,83-86.

13. Koshima I, Inagawa K, Urshibara K, Moriguchi T. Supermicrosurgical lymphatico-venular anstomosis for the treatment of lymphedema in the upper extremities. J Reconstr Microsurg 2000;16:437-442.
14. Nielubowicz J, Olszewski W. Surgical lymphovenous shunts for decompression of secondary lymphoedema. J Cardiovasc Surg 1966;7:2.
15. O'Brien BM. Microlymphaticovenous Surgery for Obstructive Lymphedema. ANZ J Surg 1977;47:284-291.
16. Thompson N. Buried Dermal Flap Operations for Chronic Lymphedema of the Extremities. Plast Reconstr Surg 1970;45:541.
17. Weiss M, Baumeister RGH, Hahn K. Post-therapeutic lymphedema: scintigraphy before and after autologous lymph vessel transplantation: 8 years of long-term follow-up. Clin Nucl Med 2002;27(11):788-792.
18. Weiss M, Baumeister RGH, Frick A et al. Lymphedema of the upper limb: Evaluation of the Functional Outcome by Dynamic Imaging of Lymph Kinetics After Autologous Lymph Vessel Transplantation. Clin Nucl Med 2015;40(2):e117-123.

Compliance, Selbstmanagement, Krankheitsselbstmanagement bei Lymphödemen

Alle reden drüber, kaum jemand weiß, was es bedeutet und wie es umgesetzt werden kann.

H. Pritschow

Zusammenfassung
Mit der standardisierten Ausbildung des Ödempatienten im Krankheitsselbstmanagement und dem anschließenden problemorientierten Coaching durch den Lymphdrainagetherapeuten wird
a) die Autonomie und die Maximierung der persönlichen Freiheit des Betroffenen,
b) die Ödemprävention und die allgemeine Gesundheitsförderung,
c) das interdisziplinäre Kommunikationsmilieu zwischen Arzt, Therapeut und Patient
gefördert, der Wirtschaftlichkeit im Sinne von SGB V Rechnung getragen und das Wachstum von qualitativem Handeln aller Beteiligten im Sinne eines kontinuierlichen Verbesserungsprozesses (KVP) bewirkt.

Das Lymphödem ist eine zur Progression neigende chronische Erkrankung. Viele Betroffene sind weder über die pathophysiologischen Hintergründe aufgeklärt noch darüber informiert worden, was sie selbst gegen ein Fortschreiten der Erkrankung tun können.

Hier setzt die Argumentation des Autors an: Wie können die an der Versorgungskette des chronischen Lymphödems beteiligten Berufsgruppen ihrer Verantwortung gegenüber dem betroffenen Lymphödem-Gefährdeten oder gegebenenfalls schon -Erkrankten, den Angehörigen und den Kostenträgern gerecht werden. Unbestrittenes Ziel aller Beteiligten ist der verantwortliche Umgang mit den vorhandenen Ressourcen im Sinne der in § 12 SGB V geforderten „Wirtschaftlichkeit" und der Förderung des Wachstums eines qualitativen Handelns aller Beteiligten.

Durch die folgenden Ausführungen soll ein gemeinsames Verständnis der Fakten, die den Prozess des Selbstmanagements ermöglichen und das Anforderungsprofil des Therapeuten beschreiben, geschaffen werden.

Grundlagen

Das reine Lymphödem basiert auf einer mechanischen Insuffizienz des Lymphgefäßsystems, die entweder anlagebedingt auftritt (primäres Lymphödem) oder durch Schädigung des Lymphgefäßsystems (sekundäres Lymphödem), also in der Folge, vorkommt.

Es werden üblicherweise drei Stadien unterschieden:
- **Stadium Ia – Latenzstadium:** Zustand nach einer Krebsoperation mit einhergehender Schädigung des Lymphgefäßsystems, also erniedrigte funktionelle Reserve des Lymphgefäßsystems, aber noch kein Ödem (Zeit bis zum Sichtbarwerden der Zeichen einer Erkrankung).
- **Stadium Ib - spontan reversibel:** weiches dellenhinterlassendes Ödem, das über Nacht verschwindet.
- **Stadium II – spontan irreversibel:** Ödem bildet sich ohne die Komplexe Physikalische Entstauungstherapie nicht mehr zurück. Wird dieses Stadium nicht adäquat behandelt, drohen Invalidität oder weitere sekundäre Erkrankungen wie Angiosarkome.
- **Stadium III – lymphostatische Elephantiasis:** extreme Form des Ödems mit ausgeprägten Veränderungen aller betroffenen Gewebebereiche (Hyperpigmentierung, Hautverdickung, Papillomatosen etc.). Die Extremität ist unförmig angeschwollen, Elefantenbein.

Jedes dieser Stadien bedarf eines differenzierten therapeutischen Handelns und eines gezieltes Heranführens der Betroffenen an die erforderlichen ödempräventiven Maßnahmen.

Die oben beschriebene Stadieneinteilung bezieht sich ausschließlich auf das reine Lymphödem (1). Für das phlebolymphostatische Ödem (2) und das Lipödem (3) existiert jeweils eine eigene Klassifikation, die dem Arzt und dem Lymphdrainagetherapeuten bekannt sein sollte.

In der ambulanten physiotherapeutischen lymphologischen Schwerpunktpraxis sehen wir nur etwa 5–10 % reine Lymphödeme, circa 60 % phlebolymphostatische Ödeme und circa 20–30 % Kombinationsformen wie Phebo-, Lipo-, Lymphödeme oder adipositasinduzierte Ödeme.

Komplexe Physikalische Entstauungstherapie

Die Therapie des Lymphödems und seiner Kombinationsformen erfolgt bis heute mit der von *Alexander von Winiwarter* (1892) beschriebenen Komplexen Physikalischen Entstauungstherapie (KPE), bestehend aus der Hautpflege, der Manuellen Lymphdrainage (MLD), der Kompressionstherapie, der entstauenden Gymnastik und der Hochlagerung der betroffenen Extremität. Weder medikamentöse noch operative Methoden in der Lymphödemtherapie zeigen vergleichbare Ergebnisse zu der durch die nebenwirkungsfreie physikalische Entstauung erreichten Entödematisierung (4).

Wenngleich die KPE bei der Erkrankung des Lymphgefäßsystems kausal ansetzt, wirkt sie nicht kurativ also heilend. Die Insuffizienz des Lymphgefäßsystems bleibt bestehen!

Versorgungskette

Die Versorgungkette (4) des Lymphödembetroffenen besteht aus dem lymphkompetenten Arzt (curriculär weitergebildet: a) Lymphologic®, b) Berufsverband

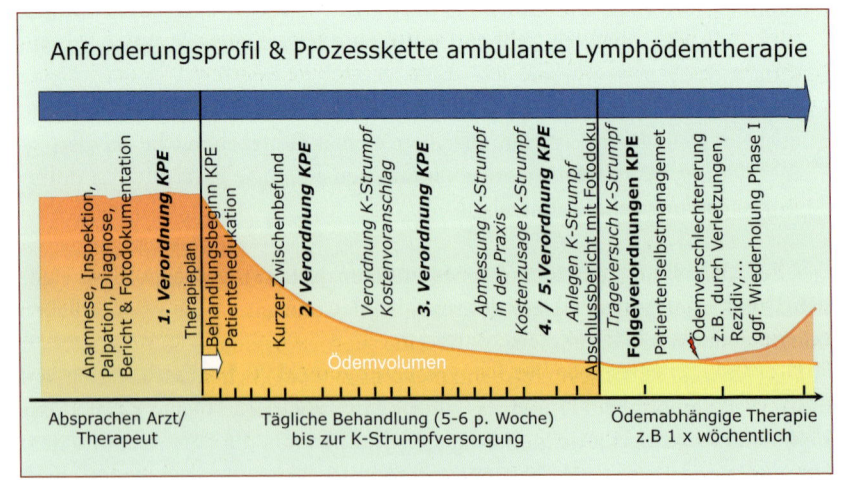

Abb. 1:
Beispiel für den optimalen Verlauf einer Endödematisierungs-Prozesskette und eines Anforderungsprofils der KPE Phase I.
(Quelle: Pritschow H, Schuchhardt C (Hrsg.). Das Lymphödem und die Komplexe Physikalische Entstauungstherapie, 4. Aufl. Viavital Verlag, Köln 2014)

der Lymphologen), dem Lymphdrainagetherapeuten, dem für die Kompressionsversorgung verantwortlichen Orthopädietechniker und gegebenenfalls anderen Berufsgruppen wie dem ambulanten Pflegedienst, Wundmanager etc. Nur die Zusammenarbeit aller beteiligten Berufsgruppen zeigt nachhaltige Effizienz und optimale Ergebnisse der KPE! Kommt es durch fachliche Differenzen, kommunikative oder organisatorische Probleme zu einem **Therapiebruch**, ist das Ergebnis der Entödematisierung infrage gestellt und die Frustration bei allen Beteiligten groß! Das Bewusstsein der Rolle, die die verschiedenen Berufsgruppen in der Prozesskette innehaben, und das Anforderungsprofil (Abb. 1) als Basis des gemeinsamen Handelns sowie Kenntnisse der Transaktionsanalyse (5) als Kommunikationsmodel helfen, die Betroffenen effektiv zu begleiten.

Aufgaben des Lymphdrainagetherapeuten

Der Lymphdrainagetherapeut hat seine Zusatzqualifikation in Manueller Lymphdrainage in einem von der GKV (6) anerkannten Zertifizierungskurs erworben. Ihm kommt in der Organisation der ambulanten Lymphödemtherapie mit der KPE eine zentrale Rolle zu. Er wird sozusagen zum **Schnittstellenmanager** zwischen Arzt, Patient, Orthopädietechniker und häuslichem Pflegedienst. Der ambulant tätige Therapeut ist auch das Glied in der Kette, das in kontinuierlichem Kontakt mit dem Patienten steht, die auftretenden Probleme erkennt, bespricht (Patientencoach) und mit den jeweiligen zuständigen Partnern in der Versorgungskette Kontakt aufnimmt und gemeinsam nach Lösungen sucht.

KPE, Therapieverlauf und Prozesskette

Der Patient kommt mit einem Rezept vom Arzt zum Lymphdrainagetherapeuten. Dieser führt eine Befundung, Therapieplanung, Umfangmessung und gegebenenfalls eine Fotodokumentation durch. Nach eigenen Erfahrungen ist in 90 % der Fälle ein Gespräch mit dem verordnenden Arzt erforderlich. Die immer noch vielen Ärzten unbekannte Komplexe Physikalische Entstauungstherapie wird vorgestellt und der Bedarf für eine KPE Phase I der Entstauung erläutert. Der spezialisierte Lymphdrainagetherapeut wird hier zum „fachkompetenten Mitarbeiter" des Arztes. Es wird ein gemeinsames Ziel der KPE Phase I formuliert, nämlich die adäquate Kompressionsstrumpfversorgung. Der Arzt passt die Verordnung der MLD/KPE den Erfordernissen des Heilmittelkataloges entsprechend der gewünschten KPE Phase I an und verordnet die erforderlichen Bandagematerialien. Nach erfolgter Entödematisierung wird über die adäquate individuelle patientenödemspezifische Flachstrickstrumpfversorgung beraten. Der Orthopädietechniker/Sanitätshausmitarbeiter erläutert den möglichen Text des Kompressionsstrumpfrezeptes. Mit der Bitte, der Arzt möge nach sechs bis zehn Behandlungen die Effizienz der MLD/KPE prüfen (Controlling!) und bei Bedarf eine weitere Verordnung ausstellen, endet das Gespräch.

Es liegt nun beim Lymphdrainagetherapeuten, der als Einziger in der Versorgungskette den Patienten täglich zu Gesicht bekommt, den Betroffenen in der Herausforderung der täglichen KPE mit dem Ziel der Kompressionsstrumpfversorgung zu begleiten. Je nach Indikation und Ödemschweregrad dauert die ambulante Phase I KPE zwischen ein bis vier Wochen. Gleich zu Beginn, in manchen Fällen sogar schon vor der KPE, wird ein Kostenvoranschlag an den Kostenträger des Patienten geschickt. Liegt die Verordnung für die Flachstrickversorgung des Patienten vor und ist die Entödematisierung fast abgeschlossen, organisiert der Therapeut mit dem Orthopädietechniker/Sanitätshausmitarbeiter die Kompressionsstrumpfanmessung. Liegt die Genehmigung für die Flachstrickversorgung vom Kostenträger vor, kann die Produktion des maßgestrickten Kompressionsstrumpfes mit Naht erfolgen. Je nach Hersteller wird der Maßkompressionsstrumpf mit Naht nach drei bis sieben Tagen geliefert. Nun erfolgt der Trageversuch, d. h. der Patient trägt den Kompressionsstrumpf circa eine Woche. Danach beurteilt der Therapeut gemeinsam mit dem Orthopädietechniker/Sanitätshausmitarbeiter und dem Patienten, ob der Strumpf passt oder nicht. Passt er nicht, erfolgt eine Korrektur des Passgenauigkeitsproblemes, oder eine kostenlose Neuversorgung wird angefertigt.

Bei lymphologisch weitergebildeten Ärzten kommt es regional abhängig ebenso häufig vor, dass der Physiotherapeut nicht mit den erforderlichen Abläufen des ambulanten Lymphödemmanagements vertraut ist (Abb. 1: Prozesskette). Hier liegt die oben beschriebene Organisation der Prozesskette beim behandelnden Arzt.

Nach der KPE Phase I mit dem Ziel der Kompressionsstrumpfversorgung beginnt die Phase II der Konservierung und Optimierung der Ödemsituation. Das KPE-Behandlungsintervall in der KPE Phase II hängt wesentlich von der Mitarbeit der Betroffenen und dem in der Phase I erlernten Selbstmanagement des Lymphödems ab. Erst wenn der Betroffene nicht mehr in der Lage ist, sein Lymphödem mit dem erlernten Selbstmanagement zu beherrschen, kommt er wieder in die ambulante Physiopraxis, um therapeutische Hilfe in Anspruch zu nehmen.

Compliance, Selbstmanagement, Krankheitsselbstmanagement, Gesundheitsförderung

Eigenverantwortliches Handeln im Umgang mit der chronischen Erkrankung hat die Autonomie und die Maximierung der persönlichen Freiheit der Betroffenen zum Ziel. Dieses Selbstmanagement, d.h. den Betroffenen zu einer bisher unbekannten aktiven Gestaltung ihres durch die Erkrankung beeinflussten Lebens zu verhelfen, dient der Ödemprävention und der allgemeinen Gesundheitsförderung. Durch die Schulung des Bewusstseins und des Einübens geeigneter Maßnahmen gilt es, den Betroffenen ein situatives, reflektierendes, selbstverantwortliches und gesundheitsförderndes Verhalten zu ermöglichen.

Nur in einem interdisziplinär funktionierenden Kommunikationsmilieu zwischen Arzt, Therapeut, Patient und gegebenenfalls anderen an der Versorgungskette beteiligten Berufsgruppen kann ein Selbstmanagement-Training effektiv gestaltet sein. Im praktischen Alltag hat sich als Kommunikationsmodel die Transaktionsanalyse (nach *E. Berne/T. Harris*) bewährt.

Verantwortliche Betreuung im Alltag

Die ambulante therapeutische Begleitung entsprechend des Bedarfes der chronischen Lymphödempatienten eröffnet die Möglichkeit, gemeinsam mit den Betroffenen Alltagsproblemstellungen zu erkennen, zu benennen und individuell ein Selbstmanagement-Modell zu entwickeln und zu kontrollieren. Eine Voraussetzung für das Gelingen ist, dass alle Beteiligten in der Versorgungskette, vor allem der Lymphdrainagetherapeut, bereit sind, verantwortlich an der Verbesserung der Lebenssituation der Betroffenen mitzuarbeiten. Hier benutzten *Grencavage* und *Norcross* 1990 (7) in psychotherapeutischem Zusammenhang den Terminus „Entwicklung einer therapeutischen Allianz", der dem Autor zutreffend erscheint, kommt hier doch die Notwendigkeit der Zusammenarbeit aller Beteiligten in der Versorgungskette nachdrücklich zum Ausdruck. Gleichzeitig bringt der Begriff auch den zeitlich begrenzten Charakter der erforderlichen Unterstützung durch den Therapeuten zum Ausdruck. Sobald „Selbstmanagement" bzw. „Autonomie" als übergeordnetes Ziel vom Patienten erreicht wurde, nimmt die kooperativ angelegte Therapeut-Patient-Beziehung ein Ende und wird von der Coaching-Situation abgelöst.

Die Herausforderungen, ein „maßgeschneidertes", den persönlichen, kulturellen, intellektuellen und körperlichen Voraussetzungen der Betroffenen angepasstes Schulungsprogramm zu verwirklichen, sind groß.

Die reflektierende, ambulante, kontinuierliche Begleitung und Therapie der Patienten ermöglicht ein an die Lernfortschritte des Einzelnen angepasstes Trainingsprogramm. Hauptaugenmerk sollte dabei immer zuerst auf diejenigen Maßnahmen gelegt werden, die im Moment zur Verbesserung der für den Betroffenen wichtigsten Alltagssituation beitragen. Aus der Summe der nach und nach situativ angepassten, erlernten Strategien erweitert sich das Reaktionsspektrum des Patienten in der Weise, dass er selbst Spezialist für seine Problemsituationen wird.

Für den begleitenden Therapeuten/Patientencoach (8) ist ein umfassendes physiotherapeutisches lymphologisches Wissen, die kommunikative und die Methodenkompetenz erforderlich, um mit den Betroffenen problem- und zielorientiert Lösungen zu entwickeln und ihnen zu helfen, das Erlernte selbstständig auf die individuelle Situation zu übertragen.

Selbstmanagement-Training

Ohne ein klar definiertes Selbstmanagement-Training ist die gewünschte Compliance des Patienten Glücksache!

Trainingsziel: Der Betroffene/Patient wird ausgebildet, den ödemfreien Status so lange wie möglich selbst aufrecht zu erhalten, seine Erkrankung im Alltag bestmöglich zu managen, und er hat gelernt, sich gegenüber der Krankenkasse, dem Arzt und dem Therapeuten fachgerecht zu artikulieren.

Teil 1 – Ausbildungsphase: „Selbstmanagement-Allianz" mit dem Lymphdrainagetherapeuten als Lehrendem, dem Orthopädietechniker als Lehrenden, dem Arzt als Controller, dem Patienten/Betroffenen als Fachmann/-frau in Ausbildung.

Dauer: Zeitraum der KPE Phase I

Schlagwörter: Saugadern, lymphpflichtige Last, Transportkapazität, Insuffizienz, Faktoren der Entwicklung eines Ödems, „Umleitungsmöglichkeiten" für das Ödem, Erhaltung des ödemfreien Status, Selbstbandage, Lymphdrainageselbstbehandlung, Übungsbehandlung, Hautpflege, Interpretation von Ödemveränderungen.

Der Lymphdrainagetherapeut vermittelt während der Therapieeinheiten: Krankheitsbildentsprechendes Basiswissen der Anatomie, Physiologie und Pathophysiologie des Lymphgefäßsystems. Do's und Dont's, was tut mir und meinem Lymphödem gut, was nicht? Gegebenenfalls wird der Patient angehalten, ein Ödemtagebuch zu führen, das dann gemeinsam zielführend ausgewertet wird, um je nach Ödemstatus entsprechende Maßnahmen einzuleiten.

Vermittlung praktischer Fertigkeiten: MLD-Selbstbehandlung, Kompressionsselbstbandage, entstauende Bewegungsübungen in der Bandage/im Kompressionsstrumpf. Hautpflegerische Maßnahmen. Körperhaltung und Atmung. Ödempräventives Verhalten am Arbeitsplatz, zu Hause, beim Hobby.

Der Orthopädietechniker/Sanitätshausmitarbeiter vermittelt bei Anmessung und Übergabe der Kompressionsversorgung: Bedeutung und Handhabung vom Kompressionsstrumpf, Pflege und Verschleißerkennung.

Der Arzt erkennt und bewertet das Patientenkrankheitsselbstmanagement nach der KPE Phase I auf einer Skala von 1–5:
1 Patient hat ödemspezifische Handlungsalternativen in allen Lebensbereichen erlernt und kann sie erfolgreich umsetzen. Er reflektiert und zieht Schlüsse, die die Ödemsituation betreffen.
2 Patient hat ödemspezifische Handlungsalternativen in bestimmten Lebensbereichen und kann sie einsetzen. Er reflektiert, zieht Schlüsse, die aber nicht immer zutreffend sind.
3 Patient hat gelernt, ödemprotektiv zu reflektieren und ist in der Lage, die MLD-Selbstbehandlung und Selbstbandage anzuwenden,
4 Patient erfasst die Bedeutung des Selbstmanagements und bemüht sich, die richtigen Schlüsse für die Anwendung zu ziehen.
5 Patient ist wegen unterschiedlicher Einschränkungen nicht in der Lage, die adäquaten Maßnahmen zur Beherrschung seines Ödembefundes zu ergreifen und bleibt in Abhängigkeit vom Therapeuten,

Über das Ergebnis des „Controllings" wird der Therapeut vom Arzt informiert, und es wird besprochen, wie dem Patienten geholfen werden kann, in seinem Krankheitsselbstmanagement weiter zu wachsen.

Dieser erste Teil des Selbstmanagement-Trainings schließt mit dem Ende der KPE Phase I ab und die „therapeutische Allianz" ist beendet.

Teil 2 – Coachingphase: problemorientierte Beratung im Selbstmanagement für den erfahrenen Patienten durch den Therapeuten in der Rolle als „Patientencoach" (8).

Ziel: Vertiefung und Festigung der erworbenen Selbstmanagement-Tools

Dauer: lebenslang

Schlagwörter: Ödemreduktion, Erhaltung des Phase-I-Ergebnisses, Lockerung sekundärer Gewebeveränderungen, E-Phasen-Planung (Planung d. KPE Phase I)

Hinweis: Wenn in diesem Buch bei Personen- und Berufsbezeichnungen die weibliche Form nicht der männlichen Form beigestellt ist, so ist der Grund dafür allein die bessere Lesbarkeit. Selbstverständlich ist immer auch die weibliche Form gemeint

Literatur

1. Leitlinien der Gesellschaft Deutschsprachiger Lymphologen; Diagnostik und Therapie der Lymphödeme. AWMF online, www.awmf.org.
2. CEAP-Klassifikation der chronisch venösen Insuffizienz. www.phlebology.de/leitlinien-der-dgp-mainmenu/280-leitlinie-zur-diagnostik-und-therapie-der-krampfadererkrankung.
3. Leitlinien der Deutschen Gesellschaft für Phlebologie (DGP) „Lipödem" (DGP federführend). AWMF online, www.awmf.org.
4. Pritschow H, Schuchhardt C (Hrsg.). Das Lymphödem und die Komplexe Physikalische Entstauungstherapie, 4. Aufl. Viavital Verlag, Köln 2014.
5. Harris T. Ich bin o. k. - Du bist o. k.: Wie wir uns selbst besser verstehen und unsere Einstellung zu anderen verändern können. Eine Einführung in die Transaktionsanalyse. Rowohlt Verlag 1975.
6. Gemeinsame Empfehlungen der Spitzenverbände der Krankenkassen gemäß § 124 Abs. 4 SGB V zur einheitlichen Anwendung der Zulassungsbedingungen nach § 124 Abs. 2 SGB V für Leistungserbringer von Heilmitteln, die als Dienstleistung an Versicherte abgegeben werden in der Fassung vom 26. Juli 2000.
7. Grencavage LM, Norcross J. Where Are the Commonalities Among the Therapeutic Common Factors? Professional Psychology: Research and Practice 1990;21(5):372-378.
8. Pritschow K. Der Patientencoach – Optimierung der Ödemtherapie und der Patientenbetreuung. Emmendinger Lymphtag 2011.

Das Stigma des Oidipous und des Hephaistos
Vom Schwellfuß zum Ödipuskomplex

I. Beyer

Einleitung
Seit Homer kennen wir erstmals eine anthropomorphe Götterwelt in der Menschheitsgeschichte, in der sich die griechische Gesellschaft spiegelt. Beide Welten sind dem Schicksal, den Moiren, unterworfen.

In der Geburt der *Athena* aus dem Kopf des Göttervaters *Zeus* mit ihrem heiligen Attribut der Eule, der Glaux, dem Steinkauz, der Athene noctua, ist die Geburt des Geistes symbolisiert. *Athena* wird die eulenäugige, die glaukopis, genannt. Ihr Geschenk an die Menschen führte sie im stetigen nächtlichen Studium zu Philosophie und Demokratie, in denen Europa bis heute steht und lebt. In den Abbildungen 1 und 2 drückt die Kraft dieses wachen Geistes das stechende Augenpaar aus. Es schlägt das Gegenüber in seinen Bann, wie es die Athena-

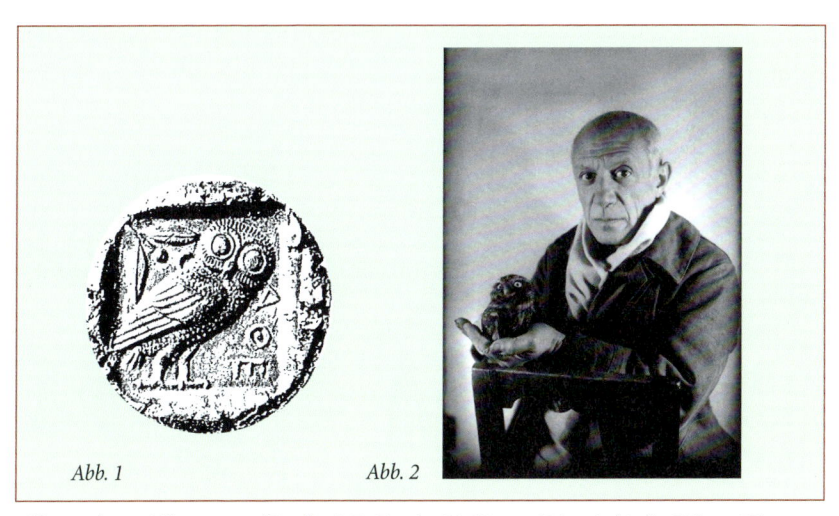

Abb. 1   Abb. 2

Abb. 1: Athena-Silbermünze. (Quelle: P. R. Franke, M. Hirmer. Die griechische Münze. Hirmer Verlag, München 1961, mit freundlicher Genehmigung)
Abb. 2: Picasso und die Eule, 1946. (Foto: © Michael Sima/Rue des Archives/SZ Photo, mit freundlicher Genehmigung)

Silbermünze, ein *Tetradrachmon* um 490/480 v. Chr., oder das Portraitfoto von *Michel Sima* aus dem Jahr 1946 mit *Pablo Picasso* und dem Käuzchen lebhaft dokumentieren. Der so erworbene Geist führt den Menschen in sein Schicksal, in das er unwissentlich tritt wie *Oidipous*.

Namensgebung des Oidipous

König *Laois von Theben* wurde von seiner Frau *Iokaste* ein Sohn geboren, den das delphische Orakel als künftigen Mörder seines Vaters und Gatte seiner Mutter bezeichnete. Deshalb durchstach oder durchbohrte *Laios* dem Säugling die Füße, händigte das Kind einem Hirten aus, um es in der Wildnis auszusetzen. Dieser übergab es aus Mitleid einem Hirten des kinderlosen Königs von Korinth *Polybos*. Mit Freuden nahmen *Polybos* und seine Frau *Periboia* es auf. Inzwischen waren die verletzten Füße des Säuglings durch eine Infektion angeschwollen. Dieses Merkmal führte zu der Namensgebung „*Oidipous*", der Schwellfuß.

Auf einem „Homerischen Becher" im Louvre in Paris aus der Zeit um 200 v. Chr. ist die Auffindung und Übergabe im Bildablauf eines Comics von rechts nach links dargestellt: Eine Nereide auf einem Delphin personifiziert das Meer, den Golf von Korinth, der zwischen den Städten liegt. *Hermes* mit dem Kerykeion, Heroldsstab, ist der Wegbegleiter des Kindes bis zu dem am Boden stehenden geflochtenen Korbkasten. Aus ihm hat *Periboia* das Kind entnommen, das sie dem auf einem Klappstuhl im Palast von Korinth sitzenden König *Polybos* übergeben hat. Er hält es in seinen Armen (Abb. 3).

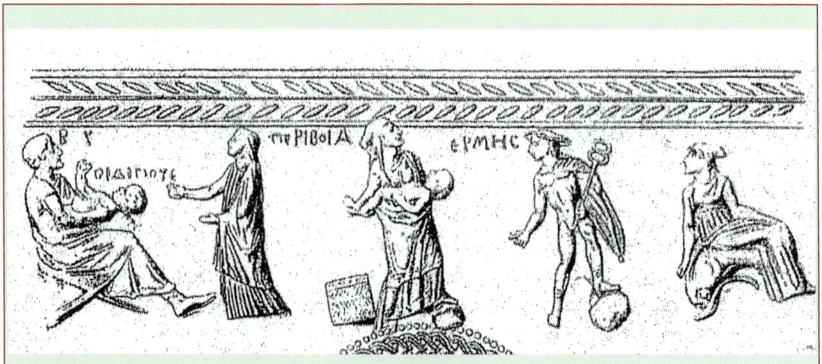

Abb. 3: Homerischer Becher, auf dem die Auffindung und Übergabe von Oidipous dargestellt ist. (Quelle: Sinn U. Die Homerischen Becher: Hellenistische Reliefkeramik aus Makedonien. Mitt. d. DAI, Athenische Abt., Beih. 7, Taf. 21,3. Gebr. Mann Verlag, Berlin 1979, m. freundl. Gen.)

Die Infektion der Füße des *Oidipous* verheilte, und das Kind wuchs zu einem Athleten heran, der alle Wettkämpfe gewann. Um dem Orakelspruch von Delphi zu entkommen, verließ er sein vermeintliches Elternhaus in Korinth und wanderte gegen Theben in sein Schicksal, weil er Dank seines scharfen Verstandes das Rätsel der *Sphinx* löste (Abb. 4 und 5). In zahlreichen Bildern auf Trinkschalen, in Relieffriesen und Siegeln ist der entscheidende Augenblick, die Stille des Nachdenkens, spannungsreich erfasst. Es ist das Thema bis in römische Zeit geblieben.

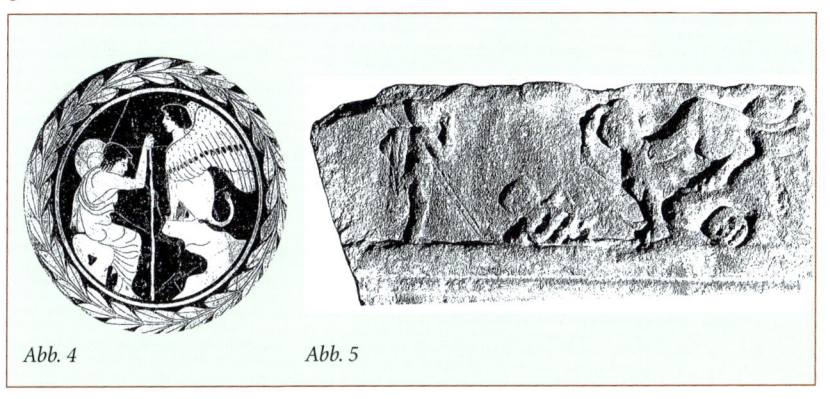

Abb. 4   *Abb. 5*

Abb. 4: *Attische, rotfigurige Trinkschale, 460–450 v. Chr., Schlossmuseum Gotha.*
Abb. 5: *Relief vom Gebälk eines Grabbaus? 2.–3. Jh. n. Chr., Museum Vienne.*
(Quelle v. Abb. 4 und 5: J. M. Moret. Oedipe – La Sphinx et les Thebains. Institut Suisse de Rome, Genf 1984, mit freundlicher Genehmigung)

Die *Sphinx* war ein Ungeheuer mit Kopf und Brust einer Frau und geflügeltem Löwenleib, lauerte um Theben herum allen Vorübergehenden auf und verschlang sie, weil sie das Rätsel nicht lösen konnten. Es lautete: Wer zuerst auf vier, dann auf zwei, zuletzt auf drei Beinen gehe? Die Antwort des *Oidipous*: der Mensch. Die *Sphinx* stürzte sich in den Abgrund. Theben war befreit. Dem Befreier war geweissagt, er werde König von Theben.

Hier baute *Sigmund Freud* ein Gedankengebäude auf, indem er den Mythos benutzte und über den Vatermord und Inzest seinen Ödipuskomplex entwickelte, den er 1910 in die Psychoanalyse einführte.

Aber im Interesse und Mittelpunkt der griechischen Klassik steht das Motiv der Rätselszene. Die *Sphinx*, ein unheimlicher, todbringender Dämon, war besiegt, nicht durch einen Gott, sondern durch den scharfsinnigen Geist. Er bildet ein Gleichnis für die Überwindung bedrohender, todbringender Wesen, Krankheiten und Probleme durch die Kraft des Denkens des Menschen. Hier, scheint mir, liegt der Ödipuskomplex, das Zentrum der Tragik. Der Geist des Menschen, der Hegemon, vollbringt großartige Werke. Ihre Folgen nimmt er erst zu spät wahr, wie etwa das Umweltproblem, die Atommüllversorgung oder die Macht der Religionen.

Stigma des Hephaistos

Nun wenden wir uns dem Stigma des *Hephaistos* zu. *Hera*, Gattin des Göttervaters *Zeus*, schleuderte nach der Geburt ihren missgestalteten Sohn *Hephaistos* wegen der Hässlichkeit seines rechten Klumpfußes (Klappfuß, Kyllopodion) aus dem Olymp. Er fiel auf die Feuer speiende Insel Lemnos.

Der Feuergott war Meister der Schmiedekunst, Erfinder sich bewegender Figuren, die ihn stützen konnten – den ersten Robotern. Er war Künstler, Bildhauer, schuf die *Pandora* als erste Frau für die Menschen, spaltete das Haupt des *Zeus* für *Athenas* Geburt, verfertigte einen Zauberthron und ein Zaubernetz sowie Schmuck und Waffen der Götter. Er war der kunstreichste Gott und Erfinder. Er war der Gott des Handwerks.

Hephaistos rächte sich an seiner Mutter, sandte ihr einen prächtigen Thron, der sie mit unsichtbaren Fesseln festhielt, die nur er selbst lösen konnte. Vergeblich blieben alle Versuche, ihn zur Rückkehr in den Olymp zu überreden. Erst *Dionysos*, dem Gott der Fruchtbarkeit und des Weines, gelang es mit der List des Weines und seinen Begleitern, den Satyrn, Silenen und Nymphen, *Hephaistos* trunken zu machen, auf ein Maultier zu setzen und ihn in einem orgiastisch,

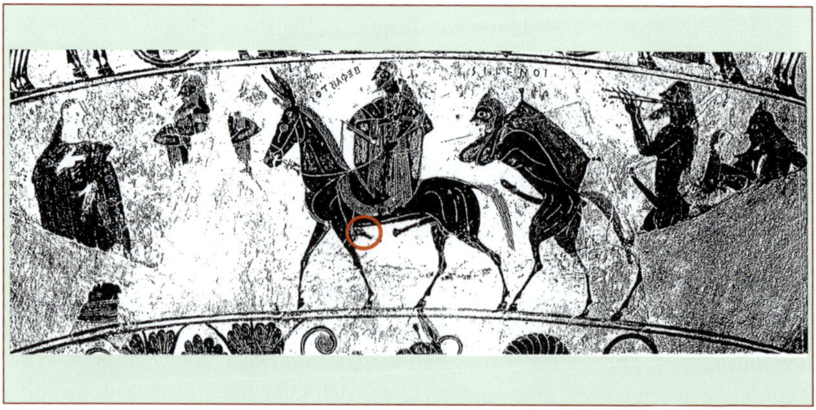

Abb. 6: Einzug des Hephaistos in den Olymp. Der Klumfuß ist durch den roten Kreis verdeutlicht. (Quelle: E. Simon. Die Griechischen Vasen. Hirmer Verlag, München 1981, m. freundl. Gen.)

ekstatischen Zug unter dem Lied des *Dithyrambos* in den Olymp einreiten zu lassen. Hier wurde er sehnsüchtig und bereitwillig von *Hera* empfangen. Er löste ihre Fesseln.

Auf dem berühmten Volutenkrater aus dem Archäologischen Museum in Florenz des Töpfers *Ergotimos* und des Malers *Klitias* aus den Jahren 570/565 v. Chr. ist dieser Einzug in den Olymp in einer Direktheit und Frische dargestellt, die auch das Leiden des Gottes, seinen Klumpfuß (roter Kreis), unübersehbar mit rechtem verdrehten Fuß wiedergibt (Abb. 6).

Für einen Orthopäden ist das Krankheitsbild des *Hephaistos* unstrittig, wie aber verhält es sich für einen Lymphologen mit dem Krankheitsbild der Schwellfüße bei *Oidipous*? Eine Antwort könnte in der letzten Strophe eines Gedichtes von *Georg Britting* namens „Dumme Frage" liegen, die ein Cartoon von *Paul Flora* aus dem Aufsatz von *Wolfgang Hildesheimer* „Ich trage eine Eule nach Athen" glaubwürdig illustriert (Abb. 7).

„*Das frage die Eulen*

Schwarz in den Säulen

Geborstener Tempel

Mich nicht."

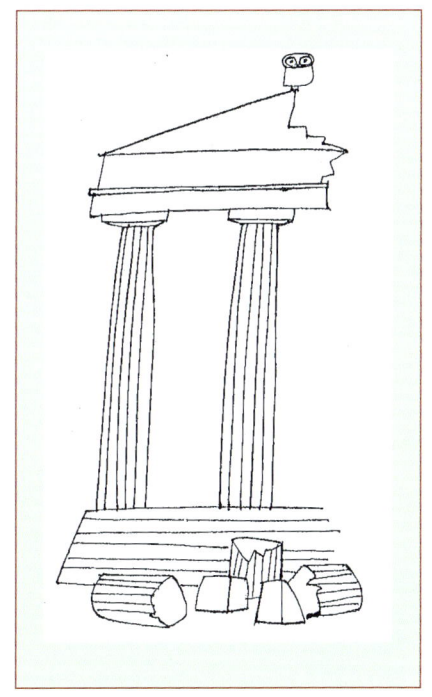

Abb. 7: Cartoon von Paul Flora.
(Quelle: Galerie Thomas Flora, mit freundlicher Genehmigung)

Autoren

Sarah Aurenz
Tierärztliche Praxis für Pferdephysiotherapie
Moorstraße 2, 31535 Neustadt
E-Mail: aurenz@horsephysio.eu

Prof. Dr. Dr. med. Ruediger G. H. Baumeister
Drozzaweg 6, D-81375 München
E-Mail: baumeister@lymphtransplant.com

Prof. Dr. Dirk Berens von Rautenfeld
In Luttmersen 10, 31535 Neustadt
E-Mail: Rautenfeld.Dirk@mh-hannover.de

Dr. Immo Beyer
Jägerhäusleweg 22, 79104 Freiburg
E-Mail: info@beyer-immobilien.com

Dr. med. Wolfgang Justus Brauer
Propsteiweg 12, 79112 Freiburg
E-Mail: w.j.brauer@gmail.com

Prof. Dr. med. Etelka Földi
Földiklinik GmbH & Co.KG
Rösslehofweg 2-6, 79856 Hinterzarten
E-Mail: foeldi@foeldiklinik.de

Oliver und Gaby Gültig
Lymphologic® med. Weiterbildungs GmbH
Im Neurod 2, 63741 Aschaffenburg
E-Mail: info@lymphologic.de

Dr. med. Anya Miller
die hautexperten
Wilmersdorfer Straße 62, 10627 Berlin
E-Mail: miller@dglymph.de

Hans Pritschow
Zentrum für Manuelle Lymphdrainage
Goethestraße 17, 79183 Waldkirch
E-Mail: zmlpritschow@t-online.de

Dr. med. Franz-Josef Schingale
Lympho-Opt GmbH
Klinik für Lymphologie
Happurgerstraße 15, 91224 Pommelsbrunn
E-Mail: franz-josef.schingale@lympho-opt.de

Prof. Dr. med. Wilfried Schmeller
Hanse-Klinik GmbH
St.-Jürgen-Ring 66, 23564 Lübeck
E-Mail: ws@hanse-klinik.com

Prof. Dr. med. Dr. rer. nat. Andreas Schmiedl
Medizinische Hochschule Hannover
Institut für Funktionelle und Angewandte Anatomie
OE 4120
Carl-Neuberg-Straße 1, 30625 Hannover
E-Mail: schmiedl.andreas@mh-hannover.de

Prof. Dr. med. Horst Weissleder
Stefaniestraße 8, 79100 Freiburg
E-Mail: horstwei@gmx.de

Prof. Dr. rer. nat. Jörg Wilting
Abteilung Anatomie und Zellbiologie
Zentrum Anatomie
Universität Göttingen
Kreuzbergring 36, 37075 Göttingen
E-Mail: joerg.wilting@med.uni-goettingen.de

Prof. Dr. rer. nat. Hellmuth Zöltzer
Universität Kassel
FB 18, Zellbiologie
Heinrich-Plett-Straße 40, 34132 Kassel
E-Mail: zoeltzer@uni-kassel.de

Juzo® Since 1912

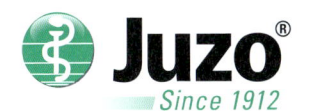

Juzo®
KOMPRESSIONSPRODUKTE
Optimale Versorgungen für alle Ansprüche

Juzo® gratuliert ganz herzlich zum GEBURTSTAG und wünscht ALLES GUTE!

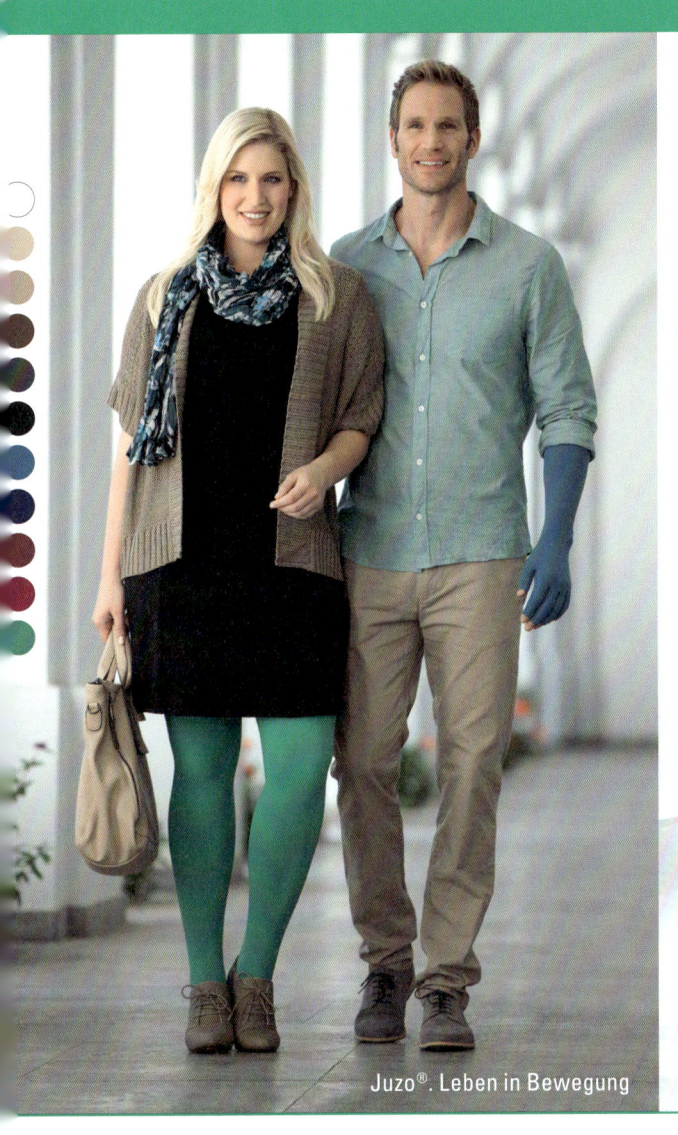

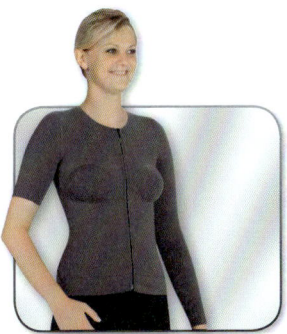

Thoraxbandage

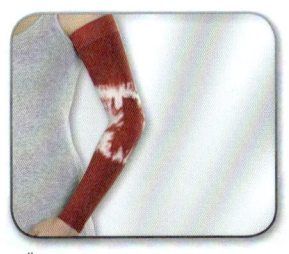

Ärmel mit Batik-Färbung

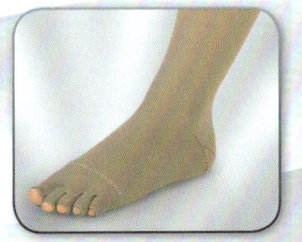

Strumpf und Zehenteil – zweiteilig

Juzo®. Leben in Bewegung

Julius Zorn GmbH · Juliusplatz 1 · 86551 Aichach · Deutschland · info@juzo.de · www.juzo.com · YouTube · Pinterest

Perfektion bis ins Detail:
JOBST® Elvarex® Plus

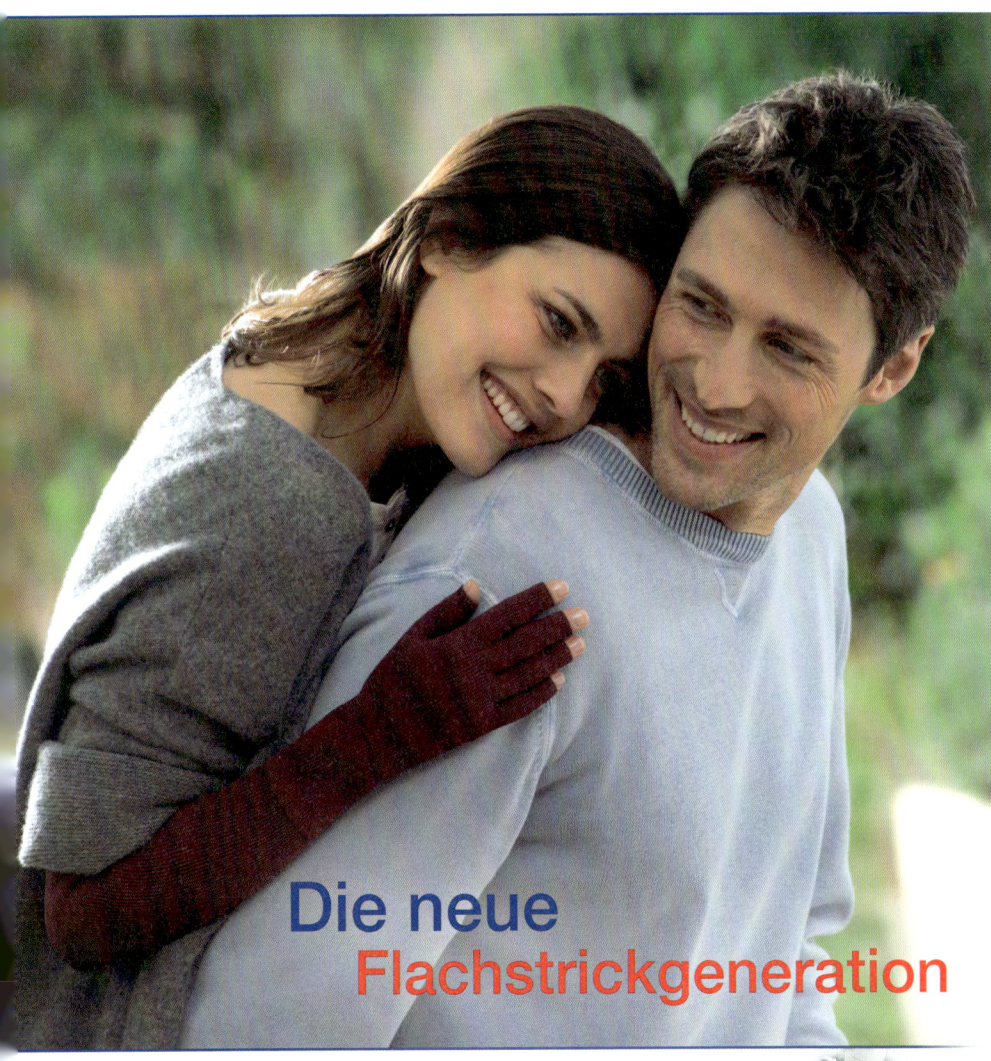

Die neue Flachstrickgeneration

Nahtlosigkeit
▶ Ausgezeichneter Tragekomfort und hohe Strapazierfähigkeit

3D-Stricktechnik
▶ Perfekte Anpassung an die Anatomie

JOBST® Elvarex®-Material
▶ Effektive Ödemkontrolle in bewährter Qualität

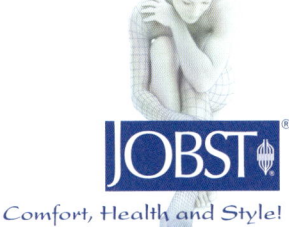

JOBST®
Comfort, Health and Style!

Aus unserem Verlag

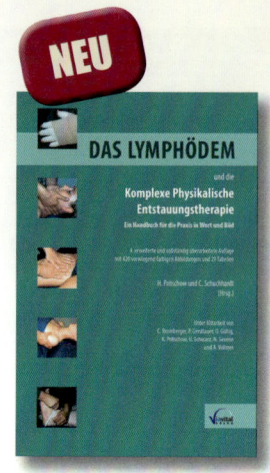

NEU

H. Pritschow und
C. Schuchhardt (Hrsg.)

Das Lymphödem und die Komplexe Physikalische Entstauungstherapie

Ein Handbuch für die Praxis in Wort und Bild

4. erweiterte und vollständig überarbeitete Auflage mit 420 meist farbigen Abbildungen und 29 Tabellen

303 Seiten, 15,5 x 22,5 cm
ISBN 978-3-934371-51-4, Best.-Nr. 6830051
Viavital Verlag GmbH, Köln 2014, Preis: 35,50 Euro

Der fortschreitende Verlauf des Lymphödems lässt sich nur durch die konsequente Anwendung physikalischer Entstauungsmaßnahmen wirksam aufhalten. Die ambulante Ödemtherapie in der physiotherapeutischen Praxis stellt den Lymphdrainagetherapeuten vor spezielle Aufgaben in der Versorgungskette, für die dieses Handbuch Lösungen anbietet. Anschaulich und anwendungsorientiert wird in übersichtlicher und einprägsamer Weise das Diagnose- und Behandlungskonzept erfahrener Spezialisten auf diesem Gebiet vermittelt. Seit vielen Jahren hat es sich bei der Ausbildung von Lymphdrainagetherapeuten bewährt, dient aber auch Ärzten, Orthopädietechnikern und Patienten als Nachschlagewerk. Die 4. Auflage wurde aktualisiert, vollständig überarbeitet und ist noch fokussierter auf die ambulanten Praxisherausforderungen ausgerichtet. Es fließen die neuesten Erkenntnisse in den theoretischen Grundlagen ein. Die neue Auflage beinhaltet nun auch das Thema Lymphtaping und enthält ein zusätzliches Kapitel über das therapeutische Qualitätsmanagement.

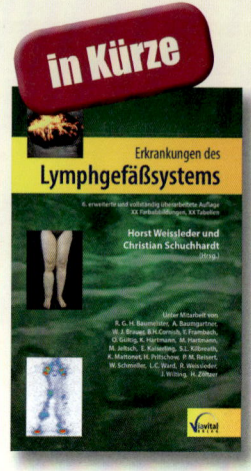

in Kürze

H. Weissleder und
C. Schuchhardt (Hrsg.)

Erkrankungen des Lymphgefäßsystems

6. erweiterte und vollständig überarbeitete Auflage mit über 300 Abbildungen und ca. 90 Tabellen

ca. 660 Seiten, 12,5 x 19 cm
ISBN 978-3-934371-53-8, Best.-Nr. 6830053
Erscheint vorauss. September 2015, Preis: 46,00 Euro

Schon seit vielen Jahren gilt dieses Buch bei Ärzten und Lymphdrainagetherapeuten als ein wichtiges und hilfreiches Standardwerk. In den letzten Jahren haben sich die Erkenntnisse über das Lymphgefäßsystem und andere Ödemerkrankungen, zum Beispiel die chronische venöse Insuffizienz und das Lipödem, außergewöhnlich weiterentwickelt. Als Konsequenz daraus wurden in der 6. Auflage alle Kapitel aktualisiert und an den heutigen Wissensstand angepasst. Dies führte zu einer vollständigen Überarbeitung des gesamten Buches mit umfangreichen Erweiterungen im Text-, Bild- und Literaturteil. Darüber hinaus enthält das Buch ein neues Kapitel über die genetischen Ursachen des primären Lymphödems.
Neue Erkenntnisse über den mikrovaskulären Flüssigkeitsaustausch fließen dabei ebenso mit ein wie aktuelle klinische Ergebnisse. Ebenfalls berücksichtigt wird der aktuelle Wissensstand sowohl bei den bildgebenden diagnostischen Verfahren als auch den konservativen und operativen therapeutischen Möglichkeiten.

Viavital Verlag GmbH
Belfortstraße 9, 50668 Köln

www.der-niedergelassene-arzt.de

BÖSL

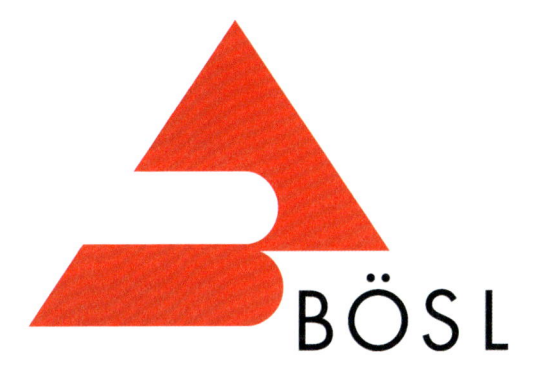

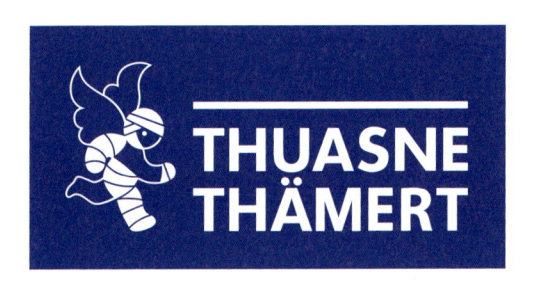

THUASNE
THÄMERT

Aus unserem Verlagsprogramm

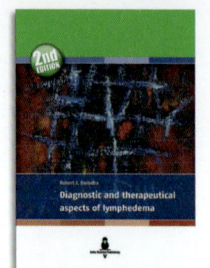

R. J. Damstra

Diagnostic and therapeutical aspects of lymphedema, second edition

278 pages, numerous figures in colour, English language, ISBN 978-3-940654-29-8, EUR 26,50

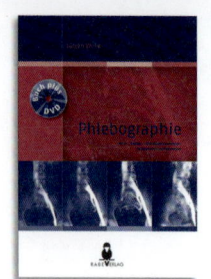

J. Weber

Phlebographie – Bein-, Becken- und Abdominalvenen in Anatomie und Funktion

728 Seiten, ca. 1.000 Abbildungen und Tabellen, ISBN 978-3-940654-15-1, EUR 49,95

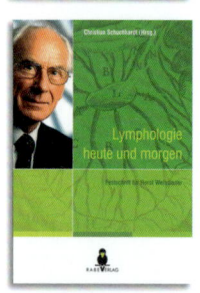

Christian Schuchhardt (Hrsg.)

Lymphologie heute und morgen

150 Seiten, viele Abbildungen, ISBN 978-3-940654-28-1, EUR 19,80

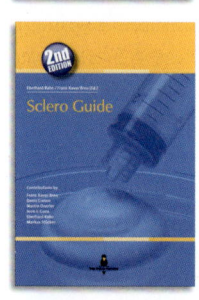

Eberhard Rabe/ Franz Xaver Breu (Ed.)

Sclero Guide, second edition

96 pages, numerous figures and tables, English language, ISBN 978-3-940654-35-9, EUR 18,95

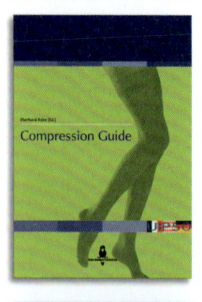

E. Rabe (Ed.)

Compression Guide

152 pages, numerous figures, English language, ISBN 978-3-940654-06-9, EUR 19,95

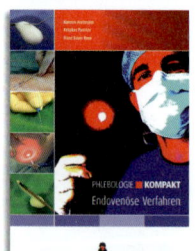

K. Hartmann, F. Pannier, F. X. Breu

Phlebologie kompakt: Endovenöse Verfahren

66 Seiten, farbige Abbildungen, ISBN 978-3-940654-23-6, EUR 9,95

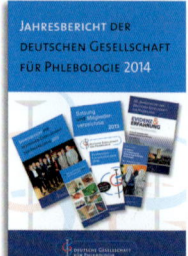

DGP (Hrsg.)

Jahresbericht der Deutschen Gesellschaft für Phlebologie (DGP) 2014

92 Seiten, viele Abbildungen und Tabellen, ISBN 978-3-940654-38-0, EUR 14,95

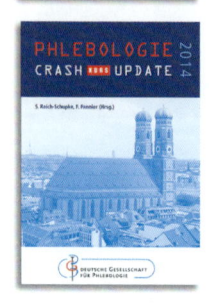

Stefanie Reich-Schupke/ Felizitas Pannier (Hrsg.)

Crash-Kurs/Update Phlebologie

180 Seiten, viele Abbildungen, ISBN 978-3-940654-37-3, EUR 9,95

RABE VERLAG

Rabe Verlag Bonn · Im Frankenkeller 6 · D-53179 Bonn · www.rabe-verlag.de · info@rabe-verlag.de

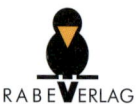